U0346383

TECHNIQUE OF
TRANSFORMING
SYMPTOM-
IMAGES INTO
NOTHINGNESS

移空技术
操作手册
——一项基于传统文化的心身治疗技术

（修订本）

刘天君　（德）本哈德·特林克勒（Bernhard Trenkle）　著

全国百佳图书出版单位
中国中医药出版社
·北京·

图书在版编目（CIP）数据

移空技术操作手册：一项基于传统文化的心身治疗技术 / 刘天君

（德）本哈德·特林克勒（Bernhard Trenkle）著 .—修订本 .—北

京：中国中医药出版社，2022.10

ISBN 978-7-5132-7475-3

Ⅰ.①移⋯　Ⅱ.①刘⋯　②本⋯　Ⅲ.①精神疗法—手册

Ⅳ.① R749.055-62

中国版本图书馆 CIP 数据核字（2022）第 033675 号

中国中医药出版社出版

北京经济技术开发区科创十三街 31 号院二区 8 号楼

邮政编码　100176

传真　010-64405721

三河市同力彩印有限公司印刷

各地新华书店经销

开本 787 × 1092　1/32　印张 7.5　字数 113 千字

2022 年 10 月第 1 版　2022 年 10 月第 1 次印刷

书号　ISBN 978 – 7 – 5132 – 7475 – 3

定价　59.00 元

网址　www.cptcm.com

服 务 热 线　010-64405510

购 书 热 线　010-89535836

维 权 打 假　010-64405753

微信服务号　zgzyycbs

微商城网址　https://kdt.im/LIdUGr

官 方 微 博　http://e.weibo.com/cptcm

天猫旗舰店网址　https://zgzyycbs.tmall.com

如有印装质量问题请与本社出版部联系（010-64405510）
版权专有　侵权必究

不仅处理来访者的问题

　更要

　　把来访者带到没有问题的地方……

想了解更多移空技术资讯，
请搜索微信公众号"移空技术研究院"

REVISION PREFACE 修订版前言

　　《移空技术操作手册》（以下简称《手册》）自2019年9月出版以来，已经印刷了3次，受到了读者的欢迎和好评。2021年10月，《手册》的德文版也发行了，第一个月即售出约800册。《手册》作者之一的Bernhard先生特地发来邮件报喜，说此类专业书有这样的销量在德国是很不错的。他还于去年12月15日在德国举办了首次线上介绍移空技术的工作坊，有30多位欧洲和世界其他国家的心理学工作者参加。可惜那天工作坊的时间是北京时间午夜，我休息了，没能按他的希望对与会者说声"Hello everyone"。

　　此次《手册》修订和增加了一些内容。修订的主要是移空技术的操作定义，以及第一版中一些文字表达不够准确之处。其实在第一版第2次印刷的时候，已经对文字做了一些校订。此次又做了全面修订，改动的文字有百余处。所增加的内容附在正文之后，是3篇2021

年发表于《心理咨询理论与实践》杂志上关于移空技术操作原理的理论文章。之所以做这样的补充，是考虑到《手册》的主要内容是介绍操作步骤和操作过程，关于操作原理的介绍较少。但不少读者反馈说，想要熟练和有效地使用移空技术，还是需要更多地了解相应的理论知识，否则使用起来不容易得心应手。然而，详细的理论知识介绍需要足够的篇幅，超出了手册的宗旨和负载，所以此次修订只做了一些最基本的补充。

更为详尽、系统的理论知识和操作技术扩展，将出现于目前正在写作的关于"移空疗法"的书。那是一本将移空技术发展为移空疗法，全面介绍这一基于中国传统文化的心理咨询与治疗方法的学术专著。我殷切地希望与读者们在那里再次相遇。

刘天君

2022年1月于北戴河

PREFACE 前言

　　移空技术是一项原创的本土化心身治疗技术，简便易学，疗效确实，一经推广，受到国内外诸多使用者的好评。本手册主要阐释移空技术临床应用的操作步骤及原理，为学习和掌握移空技术提供标准化的作业流程。

　　全书共分五章。第一章介绍移空技术的基本概念，第二章介绍移空技术临床应用的操作步骤，分静态作业和动态作业两个阶段，每个阶段各5个步骤，共10个步骤。这两章简要、完整地阐述了什么是移空技术。接下来为使读者对移空技术的治疗效果有直观印象，第三章展示了应用移空技术治疗的十几则比较有典型意义的临床案例。这些案例既有心理障碍，也有生理疾患，来访者从儿童到老年，比较全面地反映了移空技术的应用范围与临床实效。移空技术的临床疗效从何而来呢？第四章介绍移空技术的作用机制，其中的阐述既有现代心理、生理学理论，也包括传统中医理论，以期中西合参，更准确、更清晰地阐明移空技术的学术依据。鉴于本书的主旨是指导临床应用，对机制的阐述以基本够用、便于阅读为原则，基础实验研究介绍不多，有兴趣深入探讨者可另阅专著。此外，为便于学习与查找，第四章采用与第二章基本相同的标题名称与排序，以便于读者对照参看。

本书第五章的作者是国际催眠学会主席Bernhard Trenkle（本哈德·特林克勒）先生，他在文中介绍了我们如何相识，以及他对移空技术的接触、应用与融入其他疗法的过程。

Bernhard Trenkle先生是我在心理学领域的启蒙老师之一，在催眠领域享有显赫的国际声望。他青睐移空技术的一个原因，是因为移空技术与催眠有深层次的学术关联。由于东西方文化对人类精神领域的探索有不同视角与侧重，Bernhard Trenkle先生对于移空技术的解读与发挥别具一格。我对此很感兴趣，他也如是。这正是我邀请他参与本书的编写，以及他愉快接受邀请的主要原因。正如他所说，移空技术在海外的传播"是不同的文化世界如何相遇和丰富的良好例证"。

移空技术问世至今已有十余年，作为一项新兴的临床治疗技术，还在不断发展与完善过程之中。希望对此技术感兴趣的读者对本书多提意见与建议，使这一技术的发展日臻完善。

刘天君

2019年5月于北戴河

CONTENTS 目录

移空技术操作手册
——一项基于传统文化的心身治疗技术

CHAPTER ONE 第一章 基本概念
BASIC CONCEPTS

移空技术由本书第一作者刘天君教授首发于2008年在北京召开的第五届世界心理治疗大会，当时名为"移箱技术"。2009年此项技术研究作为子课题参加中南大学张亚林教授主持的国家支撑计划课题"十种心理咨询与心理治疗技术的规范与示范研究"（编号：2009BAI77B070）时，更名为"移空技术"。2012年该课题结题后，研究成果以"移空技术操作步骤简介"的学术论文发表于《十种心理咨询与心理治疗技术的规范与示范研究》（科学出版社，2012）一书。此后至今，移空技术一直在临床应用中不断发展和完善，刘教授和他的博士生、博士后研究生在《中国临床心理学杂志》《心理学进展》等专业杂志发表过多篇研究论文（参见本章末）。

1. 移空技术的基本概念

1.1 文化渊源

移空技术秉承与发扬中医治神为先的学术思想；以传统养生功法的存想与入静技术为核心，借鉴西方心理学行为治疗的结构性操作流程，古为今用，洋为中用；是一项衷中参西的心身治疗技术。

1.2 操作定义

移空技术是由治疗师引导来访者进行有步骤的深度想象，先将选定的疾病症状象征性物化，并放入与其相匹配的承载物，而后在正前方不同的心理距离上来回移动置放了象征物的承载物，使之渐行渐远，消失于远方的心理空境，从而缓解或消除症状的心身治疗技术。

2. 释义定义的关键术语

2.1 移空

"移空"有"移动至空"和"移动致空"双重含义。

移动至空是移动到空无所有之境，"至"是介词，表明空是移动的目的。

移动致空是移动导致空境的形成，"致"是动词，表明移动是空境的成因。

2.2 治神

传统中医所说的神与现代心理学所说的意识、心理并不等同。中医理论认为神形合一，神是人体生命活动的内在根机，五脏皆有神，不注重区分心理、生理。在治病方略上，中医认为"上医治神"，也就是高明的医术从治神入手。治神类似于从心理方面对疾病进行调治，但不意味着只治疗心理障碍。依据中医心身一体的整体观，治神就是从心理方向切入治疗，治疗对象是整体的人。

2.3 存想

存想与入静是中国古代道家、佛家心身修炼中调心技术的两大类别。

存想，也称观想，大体相当于心理学的深度想象，即对事物进行清晰具体、栩栩如生的想象。一个人清醒时想到母亲，脑海中母亲的形象就是想象，想象中的意象是表象；而如果在睡着时梦见母亲，脑海中母亲的形象就是存想，存想中的意象是物象。物象即是感知觉本身。

2.4 入静

入静是停止一切思维活动的意识状态。作为名词，入静指思维活动停止后的意识空白状态；作为动词，入静是指逐渐停止思维活动的过程。思维活动是意识活动的一种形式，但不是唯一形式；思维活动停止后，意识仍然存在。

2.5 指导

移空技术的治疗关系是指导与被指导的合作关系，由治疗师发出指令，来访者遵照执行。但这并不意味着忽视来访者的诉求和情绪，因为治疗师的指令正是出自于对来访者内心感受的倾听，并按照移空技术的操作规范设计而成。且在施术之前，治疗师还需要与来访者进行深入沟通，使来访者知道自己要做什么和应该如何去做。二者的合作关系还体现在一旦象征物、承载物的存想完成，它们就成为治疗师与来访者的共同工作对象，此时的工作状态是一起探讨摸索，或严肃或轻松，甚至可以嘻嘻哈哈。

2.6 症状

移空技术针对的是来访者的心身症状，而不是疾病的诊断。心理障碍或心身疾患大都涉及一系列症状，移空技术通常选择一个主要的、当下的症状，这个症状可见于不同的疾病诊断。在这个意义上，移空技术不存在基于诊断的适应症或禁忌症。

移空技术针对的症状是负性主观感受（包括与之相关的非正常行为，如强迫行为），可以分为心理、生理两类：心理症状主要是负性情绪，例如焦虑、抑郁；生理症状主要是负性感觉，例如疼痛、麻木。生理症状可以是心理障碍的躯体化表征，也可以是心身疾病或生理疾病的症状，例如感冒头痛、痛经。但对前者的治疗效果更好一些。

2.7 象征性物化

移空技术缓解或消除症状是通过在存想过程中变革症状的象征物而实现的，并非直接干预症状。将症状象征性物化的心理作业过程，就是把负性感受想象为具体事物，例如把愤怒想象为火焰、疼痛想象为针刺，等等。在象征物出现之后，还需匹配与其相应的承载物，使象征物有所安置。象征物与承载物即是来访者的症状与其对症状承受能力的象征性表达。

2.8 移动

移空技术的核心治疗步骤之一是在不同的心理距离上反复移动安置了象征物的承载物，分为初始移动、可见移动、超距移动三个阶段，三个阶段的操作先后进行。当被移动的象征物与承载物通过超距移动移出心理视野之外时，来访者的意识中一无所有，即到达了治疗所需要的心理空境。进入心理空境也是移空技术的核心治疗步骤。

2.9 缓解或消除症状

临床实践表明，经移动至空和移动致空，象征物与承载物会呈现出多种多样的变化，变化的总趋势是趋于淡化与消亡。由于象征物和承载物是症状及承受症状能力的表征，它们的变化与症状的缓解或消失同步。

3. 移空技术的传统文化特征

3.1 上医治神

上医治神，即高明的医术从治神入手处理疾病，也就是治神为先。《素问·宝命全形论》说"凡刺之真，必先治神"，即将此意表达得很清楚。移空技术象征性地构建与变革来访者的主观感受以治疗疾病的思路，是继承和发扬传统中医治神学术思想的成果。

传统中医对人与疾病的认识与现代医学有所不同，其中一个重要差别，就是强调心身合一、天人合一的整体观念。依照这一观念，现实生活中的人都是心身一体的，并不存在只有生理或只有心理的人。如果只有生理，那是没有意识的植物人，如果只有心理，那就只可能是濒死体验的灵魂出窍了。同理，疾病也属于人的整体。但治疗疾病的方法手段，可以从心理或生理角度切入，然而这并不意味着心理治疗无关生理、生理治疗无关心理，二者是相通的。

传统中医所说的神与现代心理学所说的心理也不等同，它包含心理活动，但更有生命活动根机的含义。《素问·五常政大论》说："根于中者，命曰神机，神去则机息。"意思是说神是生命活动内在之根，有神才有气机生化，才有生命活动。《灵枢·天年》说："失神者死，得神者生也。"如果神不在了，生命活动将终止。在治病的方法上，中医强调治神的重要性，认为"上医治神"，即高明的医术从治神入手。按现代医学区分心理、生理的治疗思路，治神类似于从心理方向对疾病进行调治，但不意味着只治疗心理疾患。从移空技术的临床实践看，它不仅对多种心理障碍有良好的疗效，而且对多种现代医学认为的生理性疾病也有良好疗效，故其作用机制并非只局限于心理。

3.2 存想、入静

存想的技术特点是对特定意象进行动态的、层层深入的想象。

移空技术将存想引入心理治疗，通过一系列操作性很强的引导性提问，使来访者对象征物、承载物的认知逐渐从抽象思维、形象思维深入到具象思维，从而使象征物、承载物的意象从表象过渡到物象，超越了现代心理学描述的一般性想象，强化了象征性治疗的功效。

心理学的想象和中国传统修炼技术的存想之差别，就是意象中表象和物象的差别；而意识运演表象和物象的差别，就是形象思维与具象思维的差别。

移空技术存想过程对象征物、承载物的动态加工，提供了丰富多彩的心理干预手段，使治疗过程对来访者心理现实的变革几乎可以随心所欲。如果说存想是在技术手段上对心理治疗有所补充，入静则是在治疗目的上对心理治疗有所拓展。

现代各家各派心理治疗的目标大都是问题取向，即以解决具体问题为目的。但入静所达到的空境则不然，它并不解决问题，而是提供了没有问题的心理时空。细心思量，问题是永远解决不完的，只有到达没有问题之处，才能够真正实现心泰神安。这是东方传统修炼的目标，在出自西方的心理治疗各流派中似乎还尚未见到过。笛卡尔的名言"我思故我在"，如果其中的"思"仅指思维活动，"我"仅指自我的意识，那并不适用于传统修炼所达到的意识境界。古代修炼大家认为，没有思维活动的意识，才是意识的本原状态，才是纯粹的意识。移空技术通过逐渐远移象征物、承载物至心理视线之外的方法，开辟了心理上的空境，即不存在问题的心理时空。尽管这样的空境与传统修炼的空境还有所不同，但对于解决心理问题而言，已足以起效。将心理空境作为心理治疗的目标，是移空技术区别于其他心理治疗技术的主要特点。

3.3 形式、内容

移空技术在框架形式的构建上，借助了现代心理学的认知行为疗法，设计了逐层递进的操作步骤，分静态作业和动态作业两个阶段，共10个步骤，整体规范有序，便于学习掌握。

移空技术还采用了现代心理学的主观评分和

绘画方式，记录来访者对其症状及影响的主观评估和意象，并以定性与定量两种方法，于每次治疗结束时现场确定疗效，而后随访。这些表征形式可以满足现代心理治疗的标准化要求，也方便进行科研统计。

从宏观看，西方心理治疗技术大都形式规整，标准明确，而东方传统修炼的调心技术虽然具有变革深层意识的功效，但表现形式大都不够清晰。移空技术整合东西方各自的优势，采用东方的内容和西方的形式，合二为一，就好像是用人头马的瓶子装了茅台酒。然而，内容终归重于形式，移空技术中学为体，西学为用，以现代的形式服务于传统的内容。

综上所述，移空技术具有鲜明的中国传统文化特征。按中医心身一体的观点，且结合临床实际的适用范围，移空技术是一项原创的心身治疗技术。然按现代医学的学科分类，移空技术的治疗从心理角度切入，也可以说是一项原创的心理治疗技术。

参考文献

［1］刘天君.气功在心理治疗中的应用.第五届世界心理治疗大会论文摘要.2008.

［2］夏宇欣,吴晓云,刘天君.移空技术小组活动对慢性应激反应的干预效果.中国临床心理学杂志,2013,21（3）:450-454.

［3］夏宇欣,吴晓云,刘天君.移空技术的特点分析及其未来研究展望.中国临床心理学杂志,2013,21（5）:852-855.

［4］魏玉龙,夏宇欣.吴晓云,等.具象思维与具身心智:东西方认知科学的相遇.北京中医药大学学报,2013,36（11）:732-737.

［5］刘天君.移空技术操作过程简述.心理学进展,2015,5（11）:702-708.

CHAPTER TWO 第二章 操作流程
OPERATIONAL
PROCESSES

移空技术共有 10 个操作步骤，操作过程分为两个阶段，即静态作业阶段与动态作业阶段。进入每个阶段时，先做简短的三调放松训练，引导来访者进入安静状态。在每个阶段结束之前，要求填写记录纸，记录该阶段的操作结果，作为评估疗效的依据。

1. 静态作业

这一阶段的操作内容和目的是选择要处理的症状、存想症状的象征物及置放象征物的承载物。

1.1 三调放松

三调是调身、调息、调心。

三调放松的目的是达成心身统一的放松和平静。

1.1.1 调身

端正坐姿，坐椅子的前三分之一。伸腰直背，双手掌心向下平放于大腿上，双目轻合。

1.1.2 调息

做缓慢的深呼吸，只注意呼气，不管吸气；不要完全呼尽，要适当留有余地，使一次呼吸能够平缓地过渡到下一次。

1.1.3 调心

跟随呼气，让头脑中的一切意念，包括思绪和情绪，随呼气排出于脑海之外。

嘱来访者感觉到心身已经放松，处于安静平和状态时，就可以结束，缓缓睁开眼睛。通常 3～5

分钟完成。

1.2 确定靶症状

1.2.1 选择症状

靶症状是主要的心身症状，即主要的负性感受，包括负性的感觉和情绪。

心理症状：抑郁、焦虑、恐惧等负性情绪，应明确情绪的类别。

生理症状：头痛、胸闷、腹胀等负性感觉，应明确感觉的部位。

移空技术针对的是疾病的症状，其症状可来自不同的心理障碍或心身疾病，故不同于诊断。其针对的生理症状主要指心理障碍的躯体化表征，但对于生理疾病的同类症状也有一定疗效。

此外，应特别注意区分负性感受与引起负性感受的生活事件。原则上，移空技术主要针对的是前者。

1.2.2 测量症状的影响度

请来访者自我评估靶症状影响的严重程度。评估分值为 0～10，0 为无影响，10 为最严重。

应注意症状的影响度不是症状本身的严重程度，

而是症状对身心的干扰程度。这两者有时不易区分，通常呈高度正相关。大多数情况下无需严格区分两者，但应知晓两者不是同一个概念，不是同一个评估维度，有些情况则需要区分。

1.2.3 选择症状的量化标准

临床上通常选择 1 个影响度分值 ≥ 7（至少 ≥ 5）的症状。也可以选择 2 ~ 3 个影响度分值 ≤ 5 的同类症状，若如此选择，总分值仍应 ≥ 7。

1.3 存想象征物

1.3.1 将靶症状表征为具体事物

引导来访者将选定的靶症状想象为具体的，即具有物理属性的事物。例如将烦躁情绪想象为乱麻，将胸闷的感觉想象为石头。

症状的象征物通常是由治疗师经多角度诱导性提问来访者而自然出现的，并非来访者的刻意想象。

1.3.2 象征物的辨析与简化

来访者自行产生或经引导出现的象征物未必切实可用，治疗师需要审视和辨析。原则上，象征物应该是靶症状的象征物，而不是引起靶症状之生活事件的象征物，但临床上二者混淆的象征物并不罕见。

所构建的象征物也未必是清晰的单一事物，如果出现包含多种事物的象征物，应选择为主者重新构建以抓住重点，其余的留待下一次治疗处理。

准确、简明是移空技术对象征物的基本要求。

1.3.3 对象征物进行深度想象

治疗师针对象征物进行两类系列的诱导性提问，有目的、有针对性地引导来访者对象征物实现深度想象，使其逐渐清晰生动。

其一是细节诱导性提问：多角度、多方面提问象征物的细节，使象征物的形态逐渐清晰，巨细无遗。其二是感觉诱导性提问：询问对象征物三种以上的感官感觉，如视觉的、听觉的、嗅觉的、触觉的，使象征物感知形态立体多维，栩栩如生。

例如，象征物是一块黑色的橡皮膏，治疗师可以发问橡皮膏的大小、形状、颜色、光泽、气味、黏度、质地，还可以问橡皮膏外面的纹理如何，里面药物的味道是出自中药还是西药，等等。通过多种细节和感觉通道的反复诱导性提问，让相应的各种形态与感觉逐步呈现，最终使这块橡皮膏在来访者的脑海中形成宛如客观现实的心理现实。

象征物的出现、辨析简化与深度想象过程往往交织在一起，相互促进和完善。这三个过程并没有严格的先后顺序，可以同时或交错进行。

1.4 存想承载物

1.4.1 构建承载物

象征物需要匹配相应的承载物，即引导来访者想象一件适合置放象征物的承载物，这是让象征物与来访者分离、被来访者接纳的必要条件，不可或缺。然而由于象征物已经存在，对承载物的引导往往可以顺水推舟，应声落地，自然出现的概率较大。

1.4.2 承载物的辨析、修补与更换

如果象征物与承载物明显不相匹配，例如用纸袋装石头、木箱盛火焰，应告知来访者鉴于以后要移动置放了象征物的承载物，恐中途象征物脱落或承载物损坏，建议修补或更换承载物。例如可以将石头放进木箱、火焰放入铁桶。

但依据临床实践经验，承载物的修补与更换大都达不到理想水准，故有改善即可以接受。然而治疗师应当知晓，象征物与承载物不匹配的案例虽然可以有效，但难以达成显效。

1.4.3 对承载物进行深度想象

仍采用系列的细节、感觉诱导性提问方式进行。同上 1.3.3

1.5 填写记录纸 A

记录纸 A 的填写完全由来访者完成，治疗师可给与指导，但不宜代填。

1.5.1 标注影响度分值

将症状影响度分值标注在记录纸 A 的标尺上，通常标注整数，也可以有一位小数。

1.5.2 画出象征物与承载物

将问题的象征物和承载物分别画在记录纸 A 的相应位置，画得越细致越好，并填写自己认为最重要的三至五个特征（颜色、重量、气味等）。

完成 1.5.1、1.5.2 作业的时间应把握在 5 分钟左右，最多不超过 10 分钟，以不影响移空技术全过程的进行节奏为好。

2. 动态作业

这一阶段的操作内容和目的是在存想状态下清洁、移动象征物和承载物，以处理和解决问题。

2.1 三调放松

作业内容同静态作业 1。

此次三调放松作业的目的有别于前次。前次是使来访者的身心状态从日常过渡到接受治疗，此次是使之从静态作业状态过渡到动态作业。

2.2 清洁与置放

2.2.1 分别检查、清洁象征物与承载物

先引导来访者全方位审视及采用适当方式清洁象征物。例如前后、左右、上下察看作为象征物的石头，再用抹布擦、用掸子拂拭，将石头打扫干净。再以同样方式将承载物打扫干净；如果承载物是容器，应注意里外都要审视、打扫。

不少来访者做到这一步，影响度分值已经明显下降，甚至无需再往下进行就可以结束治疗。此即动态作业的加工、变革功效，其干预力量大于静态作业。故须认真对待动态作业的起始步骤，知晓对象征物与承载物的检查、清洁并非无关紧要。

2.2.2 将象征物置放于承载物

将清洁后的象征物置放于承载物，要仔细放，

放安稳。例如放置石头的箱子如果有空隙，可填塞泡沫塑料或碎纸、木屑。

2.2.3 锁定或加固置放了象征物的承载物

如果置放了象征物的承载物不够安稳，应建议来访者采取加固措施，为移动做准备，例如为装石头的木箱加锁、用绳索捆绑。

以上 2.2.2 和 2.2.3 中所增加的碎纸、木屑或锁匙、绳索，也都需要用系列的细节、感觉诱导性提问进行深度想象，以达成清晰生动的物象。

2.3 移动与空境

这是移空技术的核心治疗步骤，分为初始移动、可见移动和超距移动三项，各项均有特定的移动距离。

应告知来访者全部移动都在来访者正前方、与视线平齐的心理视野中进行，避免左右或上下移动，并强调视野中只出现被移动物（安置了象征物的承载物），不看任何其他景象物。可嘱来访者全程闭眼进行，但如果来访者要求，也可以睁眼。

移动开始前应与来访者约定移动物到达指定距离的示意信号：点头或抬起某一手指。

2.3.1 初始移动

初始移动是从眼前开始，近距离移动。

①嘱来访者想象将移动物放置眼前，停顿片刻，看清楚。

②指令来访者将移动物向正前方移动至 1 米→3 米→1 米，每次移动之间停顿片刻，然后移回到眼前。如此重复 1～2 次。

初始移动的每一步都要等来访者示意到达后再继续，以此摸索适当的移动节奏。

2.3.2 可见移动

可见移动是指在可见的范围内，向正前方在不同距离上往返移动。

①先做 10 余次移动，而后可询问来访者有无最佳距离："在刚刚移动的距离里，有没有一个距离，东西移到那里你觉得舒服，不想再移动了？"仔细跟来访者确定，若有最佳距离，可接 2.4.2～2.4.4，然后继续移动。

②反复移动 5～10 次至能看到移动物的最远点，其米数可询问来访者："在什么距离移动物看起来只是一个小点，再远就看不见了？"例如：3 米→10 米→30 米→20 米→50 米→100 米（最远

距离）。

询问来访者有无最佳距离和确定最远距离是可见移动过程中必须完成的两项工作任务。最佳距离的确定有助于帮助判断象征物的准确性及预估疗效等级；而确定最远距离是进入下一步超距移动的前提条件。

2.3.3 超距移动

超距移动是指超越能够看见的距离，移动至心理空境使移动物消失。超距移动应加大移动的单位距离，例如：可见移动以米为单位移动，超距移动可以 10 米或百米为单位，并以单向朝前移动为主，减少往返移动。

例如：100 米（确定的最远距离）→ 500 米 → 1000 米→ 5000 米→任意大于 100 米的距离乃至心理空境。

在操作期间，可酌情询问来访者两个问题：第一，已经看不见移动物了，觉得它还在吗？第二，看不见，也觉得不在了，心里还挂念它吗？

超距移动是有条件地创造了一个心理空境。在这个空境中所提的两个问题，第一个的意义大体等同于可见移动中最佳距离的确定，第二个问题是确定到达心理空境的程度。只有看不见、感觉不到、也不挂念了，才算是完全到达心理空境。

2.3.4 空境体验

在心理空境处停留（1～3分钟），嘱来访者体会安静、休息、无念、空。

来访者进入超距移动就是进入了心理空境，应嘱其在完全到达心理空境后停留片刻，体验空境中的感受。心理空境有明显的心理治疗作用，那里是没有问题的地方。

2.4 移回与评估

在空境体验停留片刻后，询问来访者是否想要移回置放了象征物的承载物。如果想要移回，进入2.4.1；如果不想移回，直接进入2.4.4。

2.4.1 移回承载物

从心理空境逐渐移回承载物。例如：心理空境→1000米→100米→50米→100米→20米→10米→3米→5米→1米→眼前。嘱来访者面对眼前移回的置放了象征物的承载物，完成以下作业。

2.4.2 察看承载物

仔细察看承载物有何变化，例如大小、轻重、颜色、形状、材质、新旧等变化；要求给予具体描述。

2.4.3 察看象征物

让来访者开启承载物，察看其中的象征物有何变化，例如大小、轻重、形态、性质等变化；要求给予具体描述。

2.4.4 询问来访者的身心感受

询问来访者的身心感受包括病患部位的感觉变化、整体情绪变化、对问题认识和态度的变化等；要求给予具体描述。

2.4.5 再次测量症状的影响度

同静态作业 1.2.2。

2.5 填写记录纸 B

记录纸 B 由来访者与治疗师共同填写。先嘱来访者完成其填写内容，治疗师填写的部分可在治疗结束后完成。

2.5.1 标注影响度分值

同静态作业 1.5.1。另请注意，记录纸 B 的问题影响度标尺左侧，增加了 "+" 的标识。这是因为有些来访者经移空治疗后，影响度分值由负性变为正性，例如是 +2 或 +3，如遇这种情况，就将 2 或 3 填写在 "+" 左侧。

2.5.2 画出象征物与承载物

同静态作业 1.5.2。

2.5.3 治疗师填写个性化事件

治疗师应填写治疗过程中出现的个性化事件，例如来访者哭泣、三调放松次数的增减、治疗步骤的次序变化，等等。

3. 疗效评价标准

移空技术的疗效评价于每次治疗后现场评估，分定性与定量两类。定性评估由治疗师判定，定量评估依据来访者填写记录纸 A、B 的症状影响度分值计算。

3.1 定性评估

3.1.1 临床治愈

承载物已空，象征物消失，表示症状的影响消除，临床治愈。

3.1.2 规模缩减

象征物、承载物缩小、变形，表示症状的影响规模削弱。

3.1.3 性质改变

象征物、承载物变为其他种类，表示症状的影响性质改变。

常见 3.1.2 与 3.1.3 并存。

3.2 定量评估

A 为治疗前症状影响度，B 为治疗后症状影响度。

3.2.1 日常临床

A 为任意数，B 为 0，临床痊愈。

A 为 7，B 为 3 以下（含 3），显效；5 以下（含 5），有效。

A 为 8 或 9，B 为 4 以下（含 4），显效；6 以下（含 6），有效。

A 为 10，B 为 5 以下（含 5），显效；7 以下（含 7），有效。

3.2.2 科研统计

A 为任意数，B 为 0，临床痊愈。

$(A-B)/A > 2/3$，显效，可精确到小数点后两位。

$(A-B)/A > 1/3$，有效，可精确到小数点后两位。

4. 临床应用方式

移空技术在临床上有多种应用方式，近年来由于移动通讯的便捷化与多样化，使用视频、音频远程操作的移空技术案例越来越多。

4.1 面询

治疗师与来访者一对一、面对面移空，这是移空技术的基准应用方式。

4.2 集体

移空技术集体治疗的人数以 20 ～ 30 人为宜，治疗前治疗师应向参与者介绍移空技术操作的大致过程，让大家理解自己需要做什么，应该怎样做。集体治疗有以下两种情况。

4.2.1 处理共同问题

同一生活事件引发的群体性心理障碍。例如灾后的危机干预、学生群体的考试焦虑。

4.2.2 处理各自问题

治疗师统一引导参与者各自处理自身问题。例如社区公益性心理健康服务。

应注意集体治疗与团体治疗有些差别。集体治疗是大家一起做，但成员各做各的，基本无互动；团体治疗也是大家一起做，但注重成员之间的互动。

4.3 视频

大体相当于面询，远距离进行，治疗师与来访者通常看不到对方面部以外的肢体语言，也不会有行为互动。

4.4 音频

通过电话、微信语音等方式完成，不受距离限制，是最随意的治疗方式。治疗师与来访者都比较容易放松，也常能取得不错的疗效。

附：记录纸

移空技术记录纸（A）

姓名　　　　性别　　　日期　　　年　月　日

一、需要处理的问题（心身症状）

二、问题的影响度

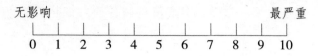

无影响　　　　　　　　　　　　　　　　　最严重

0　1　2　3　4　5　6　7　8　9　10

三、象征物图

名称：

外观特征（填写项目越多越好，至少3项）

尺寸（长：　宽：　高：　厘米）重量（　千克）

形状（　）　材质（　）　硬度（　）　质感（　）

颜色（　）　光泽（　）　气味（　）　款式（　）

装饰（　）　锁匙（　）　其他（　　　　　　　）

四、承载物图

名称：

外观特征（参考象征物项目填写，越多越好，至少3项）

____（　）____（　）____（　）____（　）

____（　）____（　）____（　）____（　）

移空技术记录纸（B）

一、问题影响度

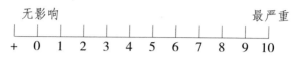

无影响   最严重

＋　0　1　2　3　4　5　6　7　8　9　10

二、象征物的变化图

名称：

外观特征（填写项目越多越好，至少3项）

尺寸（长：　宽：　高：　厘米）重量（　千克）

形状（　）　材质（　）　硬度（　）　质感（　）

颜色（　）　光泽（　）　气味（　）　款式（　）

装饰（　）　陈旧（　）　破损（　）　其他（　）

三、承载物变化图

名称：

外观特征（参考象征物项目填写，越多越好，至少3项）

＿＿（　）＿＿（　）＿＿（　）＿＿（　）

＿＿（　）＿＿（　）＿＿（　）＿＿（　）

四、治疗过程中的个性化事件（治疗师填写，内容多时可用背面）

_____

_____

_____

_____

_____

CHAPTER THREE 第三章 临床案例
CLINICAL CASES

　　本章提供以下几种形式的移空技术临床案例：简述案例、记叙案例、对话案例和逐字案例。这些不同形式的案例实录，提供了不同角度、不同详略的呈现，方便大家全面和完整地了解移空技术的治疗过程与疗效。

　　以下各类案例的标题都是靶症状，标题后面的括号内表述象征物。

　　本章所有案例均获得来访者的知情同意与授权。

1. 简述案例

简述案例只记录靶症状、象征物和承载物及影响度值，略去操作过程，以呈现移空技术的标志性操作内容与疗效为目的。

1.1 愤怒（滴血的菜刀）

女大学生，愤怒，面色通红，闭唇切齿，象征物是一把滴血的菜刀，承载物是生铁铸的支架，底座有房屋大小。

治疗师告知因需要移动，太大了不方便，遂将支架缩小为 2 米长、1 米宽、1 米高。

移动过程中来访者号啕大哭，递给餐巾纸后继续边哭边移动。

移空后菜刀消失，影响度从 10 降到 1，愤怒情绪缓解，来访者深表感谢。

1.2 悲伤（石头）

一名女生参加高考技能测试发挥失常，听到其他同学一谈论分数就情绪失控，泪流不止。

先和她交流，她说道理都明白，但就是心里不接受，很难受。

做了三调放松，她的情绪稳定了些。她感觉像有块石头堵在心口。石头是灰黑色，三四斤重，形状不规则，凉凉的。

治疗师建议把石头从心口移到眼前，再次看清石头。承载物是一把铲子，短木把，铁头，旧的。

移动前做了清洁，做完后她接着就说："老师，我觉得不难受了。"治疗师问："你还愿意移走石头不？""愿意。"接着做移动。刚移动了两次，她就说看不到了。治疗师说再仔细看看还在不在，她说到身后去了。治疗师要求移到眼前，再次移动了两次，就说不难受了，要求停止。影响度刚开始10分，最后是2分。

1.3 失眠（幕布）

男性，六十余岁，入睡困难已有二十多年，影响度9分。经常是服用安定之后仍然难以入睡，即使睡着，半夜醒来之后也会再次兴奋难以入睡。梦多且精彩，躺在床上，头脑会异常活跃，脑子里就像在放电影，生活中的情节和书中、电视电影里的、历史人物等交替出现，跨度极大，天马行空。身体无明显的不适。

经治疗师询问，他将头脑中的电影投放在约1.5米×1.2米的幕布上，于是将幕布卷起来放进纸筒里，移至100米处看不见了，又嘱移至200米。

治疗结束后未问影响度。然来访者当晚躺下很快入睡，一夜未醒且几乎无梦。之后接连4天未服安眠药，每夜8小时睡眠，少梦，自然醒。之后未再随访。

1.4 社交恐惧（小树枝）

女性，中年，自述不敢向领导请假，往往鼓足了勇气到了领导面前还是张不开嘴。为此曾耽搁家人看病。

象征物一时出不来。治疗师便告诉她，现在自己的角色就是她单位的领导，要来访者开口请假。来访者不敢开口，治疗师就问现在哪里不舒服，回答说心口有一物梗住，影响度有8～9分。问是什么？梗在哪里？说是一小截树枝。于是详细询问树枝的种类、长短、新旧、色泽、重量，等等。询问承载物时，来访者给出了与家中物品相似的白塑料饭盒，询问细节后，清洁、移动象征物与承载物。

移空完成后来访者轻松如释重负，影响度 2～3 分。为来访者留作业：回去后向领导请一次假，她欣然接受。

1.5 头痛（麻绳坠砖）

我姨 70 岁了，经常后脑勺疼，但吃几粒感康就不疼了。象征物是麻绳坠着一块砖头，承载物是木盒子，移空后影响度从 8 分降到了 3 分，做的过程中有头晕的感觉。当时就觉得有效，第二天完全不疼了。今天已经第 5 天，一直没再疼过。她高兴得不得了，几十年顽疾一朝空！

1.6 肩痛（带血的玻璃碴）

中年男性，右肩痛，影响度 8～9 分，右臂后展受限，内有卡顿感。

象征物为带血的玻璃碴，从肩内取出放入作为承载物的陶罐。取出过程先用钳子后用手抠，自觉很用力。取出时觉得那一小块玻璃碴有上百斤重，放入了作为承载物的陶罐，影响度降至 2～3 分，右臂后展受限大幅缓解。

第三天随访，只有 1 分牵拉感，肩部活动基本恢复正常。

两周后随访，仅有局部酸胀感，余无特殊。

2. 记叙案例

记叙案例叙述治疗的基本过程，但并非平铺直叙，而是有详略，突出重点过程和关键环节，或夹叙夹议，呈现治疗师的理解与感悟。记叙案例的格式因治疗师的习惯、侧重而不尽相同。案例 2.1 附了记录纸 A、B，作为临床使用示意。

2.1 烦闷（老树）

来访者：男，40 多岁，文化传播公司策划师。

治疗师：周文，女，心理咨询公司经理。

时间：2018 年 11 月 17 日。

做三调放松后，询问来访者要解决的问题，来访者述说平时时而有烦闷感，问其具体的身心症状，来访者陈述心口的部位有烦闷感，影响度约为 7 分。

询问烦和闷哪种感觉更严重些？回答闷的感觉更为明显。让来访者描述得更具体些，是什么样的闷？比如是心口被盖住的闷还是被绕住的闷等？又是被什么东西盖住、压住或者被什么东西绕住等，以引导来访者存想出对应症状的具体象征物。

来访者花了较长时间去感受，然后说是一棵树，很大的树，很老的树，快要死的树，树的靠近根部的地方有一个很大的洞，洞里面黑黑的、空空的，正是这个黑暗的大洞让这棵大树渐渐失去了生机，但大树还没有完全死掉。秋冬的时候大树就像死了一样，但春天来了枝干上还会长出叶子，所以大树并没有真正地死掉。树根的一部分裸露在地面上，还有一部分在地下看不见，能看见的部分比较零乱但也不算太杂乱。枝干的部分仍有一些但不多。树干基本是光的，裸露的，树皮几乎都掉完了。树上大洞的周围一圈附着着一些脏的泥土和剩下的没有掉完的、蜷曲着的树皮。大树重量约 1 吨，高 10.5 米，直径 3 米。树洞高约 1.5 米，宽 60 厘米，大洞所占体积约是树干体积的四分之一到五分之一。树干呈褐黄色。

询问来访者象征物的过程中，当时感觉象征物并不是十分准确，感觉还没有完全和问题本身分离开来，因为大树看上去死了其实还没有死，到了春天枝干上还会发芽长出少许新叶，说明大树还存有生机，而象征物代表的是问题所带来的消极影响，因此说明象征物和问题并没有彻底分离。于是询问来访者：是不是因为这个大洞导致大树的朽掉并快要死去？来访者说：是的。再引导来访者聚焦去感受大洞，来访者明确表示象征物就是这整棵大树，于是就把这棵大树锁定为此次的象征物。

接下来，询问来访者承载象征物的容器，来访者感觉良久，回答是一节火车车皮，运货的车皮，呈棕灰色，陈旧，整个车皮所用的材料都是一样的，质地为钢板。无盖，上面是空着的，四个侧面有一个个方格样的图案。两边外侧分别有卡口。车皮重1吨，长10米，宽4米，高2米，厚度为5.5厘米。

再次做三调放松，这次感觉来访者的呼吸更沉下去一些。接着让来访者分别对大树和车皮进行清理，先把大树齐根部锯下，把枝干的部分也分别锯下，用河水把大树及枝干都清洗干净了。把大洞周围的泥土和一些树皮也清理干净，车皮的内外等都清理好了。然后把大树和枝干一起放进车皮里，并用一些钢丝绕过车皮两侧将其牢牢固定好。

三调放松后，开始做初始移动。将物体从眼前移至1米，3米，再回到1米，重复2次，问来访者

移空技术操作手册
——一项基于传统文化的心身治疗技术

感受及物体有无变化，来访者说往前方移动时物体变得小一点。

继续做可见移动，移动过程没有最佳距离。询问来访者：在移动的过程中能看清楚物体吗？来访者回答：能看清楚。可见移动的最远距离为5千米，此时看到的物体为一个小黑点。

继续超距移动，到6千米处物体变得模糊了，继续移到大约8千米，此时物体完全看不见了。询问来访者：物体已经看不见了，但感觉物体还在吗？来访者回答：物体看不见了但感觉物体还在。

继续询问：感觉物体还在，还想让它回来吗？来访者想了一下，回答：想让它回来。于是接着移动，回到5千米处，此时物体仍是一个小黑点。继续移动物体，一直回到眼前。让来访者察看象征物和承载物有无变化，回答车皮没有变化，树也没有变化，仍是干净的，就像先前用河水清洗过的那样。询问来访者此时的问题影响度，回答为4。

询问来访者：还想要把它们移走吗？来访者回答：想。

又询问来访者：物体已经移到看不见的地方，还想让物体回来是不是有不舍的感觉？来访者回答：

是的，感到有些失落和不舍。于是让来访者再次看清楚大树、枝干和车皮，然后把大树和枝干重新装进车皮里，仍然用钢丝固定好，再次开始移动。

这次移动的速度比较快，跨度也比较大，明显感觉到这次移动得更加顺畅了，很快移到5千米处的最远距离，继续移到6千米，越来越顺畅，1万米、2万米，来访者说可以继续加快节奏、加大距离，于是直接给出口令，移至无穷远，说了三遍无穷远。

过了一会儿，询问来访者到了无穷远没有，来访者说到了。描述好像到了很远很远的地方，什么都没有了，并看到蓝紫色的光。此时来访者的表情明显地舒展开来，整个身体也明显地放松下来。问来访者此时的感受，来访者说感到宁静、轻松。告诉来访者记住此时此刻的感受，如果能在这个状态里待住就多停留一会儿，一直到不想待了再睁开眼睛。来访者说可以在这个状态待住，大约停留了几分钟，才慢慢睁开眼睛。再询问问题的影响度，来访者回答2或者1。

整个过程用时大约80分钟。

移空技术记录纸（A）

姓名 _____ 性别 ____ 日期 _____年___月___日

一、需要处理的问题（心身症状）：

二、问题的影响度：

无影响   最严重

0   1   2   3   4   5   6   7   8   9   10

二、问题象征物图

名称：

150cm

外观特征（填写项目越多越好，至少3项）树直径 3米   树高 10.5米

尺寸（长： 宽： 高： 厘米）   重量（1吨 千克）

形状（   ）   材质（   ）   硬度（   ）   质感（   ）

颜色（   ）   光泽（   ）   气味（   ）   款式（   ）

装饰（   ）   锁匙（   ）   其它（   ）

三、象征物的承载物图

名称：

10m

4m

5.5cm

2m

外观特征（参考象征物项目填写，越多越好，至少3项）

颜色：棕灰黑 旧的 （   ）重量：（1吨）_____ ：（   ）

_____ ：（   ）   _____ ：（   ）_____ ：（   ）

移空技术记录纸（B）

一、问题影响度

无影响 _____ 最严重

0   1   2   3   4   5   6   7   8   9   10

二、问题象征物的变化图
名称：

外观特征（填写项目越多越好，至少3项）
尺寸（长：　　宽：　　高：　　厘米）　　重量（　　　千克）
形状（　　　）　材质（　　　）　硬度（　　　）　质感（　　　）
颜色（　　　）　光泽（　　　）　气味（　　　）　款式（　　　）
装饰（　　　）　陈旧（　　　）　破损（　　　）　其它（　　　）

三、象征物的承载物变化图
名称：

外观特征（参考象征物项目填写，越多越好，至少3项）
____：（　　　）____：（　　　）____：（　　　）____：（　　　）
____：（　　　）____：（　　　）____：（　　　）____：（　　　）

四、治疗过程中的个性化事件（治疗师填写，内容多时可用背面）

　　最后来访者把物体移到了无穷远，来访者说的像
到了很远很远的地方，什么都没有了，看到蓝紫色的光，
感到宁静、放松，来访者在此状态停留了较长时间，
有5、6分钟。

2.2 咳喘、憋闷（身体里的铁柱）

来访者：芳（化名），女，四十多岁，心理咨询师。

治疗师：陈益，女，高校心理系副教授。

时间：第一次治疗 2018 年 3 月 10 日。

当时芳肺癌术后数月，主要问题是咳嗽、憋闷、喘不动气，跟我说嗓子眼下面有一堆痰咳不出。她一边讲话时一边不停地咳，咳出不少痰。

她叙述象征物是在胸口和嗓子处有一堆有些灰黑色的土，土里掺杂着小虫子及树枝腐烂的残留物，还有常年下雨留在土里很久远的痕迹。胸口这堆土移不走，找的承载物是一辆铁制的小推车，装了尖尖的一车，旁边还剩下一部分，看着剩下的土很难过，不知道怎么能够一次全部移走。她希望我帮她把土移走。影响度是 8 分。

我开始进行三调放松，慢慢地她说土不见了，身体里出现了横向插着的两根铁柱。铁柱直径 3 米，长 30 米，平行横在身体里，两边各有 7.5 米嵌进肉里，重 300 公斤。我觉得这是当下最急于处理的。跟芳商定移出铁柱。

我们商量先移哪根，她说先移右边的一根（芳注：右肺手术），在移的过程中这根慢慢地一点点变细，我们就开始把这根一点点从嗓子眼里往外移出。很艰难，一边咳（整个过程都在咳，一直抱着纸巾盒，咳出的痰并不多）一边移。我一直稳住自己并共情，让芳沉下来，过了一阵，芳说铁柱越来越细，越来越长，然后就慢慢地从嗓子那里一点点抽出来，整个过程持续了很久，很费劲，最后全部出来了。她说有一千米。我吓得不敢相信。移出一根之后的影响度是6。

芳说：抽出之后，那个地方的气就通了。

第二次治疗2018年3月11日。

第二天我们接着做。做三调放松之后，就仔细看昨天没有拿出的另一根铁柱。这根铁柱有30米，直径1米，两头嵌进肉里各7.5米，灰黑色，虽然表面没生锈，但是看着也是放了好久了，整根铁柱已经有些氧化，重300公斤。

描述完之后，芳和我就想和昨天一样先把铁柱变细然后从嗓子移出来。可进展得非常不顺。芳还是一直在咳。我不时提醒芳深呼吸放松、专注呼气，而芳报告自己有期待、又急，越是这样越是沉不下来，杂念很多，无法专注。当把期待和杂念说出来后，杂念和期待就放下了，再重新做三调放松，这个时候芳说有了 350℃ 的火，中间的铁柱在高温下熔化变成银色的铁水，顺着往下淌，变成了两头尖如凿子、中间有棱角如螺旋的样子。我们试着从口中拿出来，试了约 20 分钟，不成。我想再试下去会很耗心力，且现在信心严重不足，就决定直接找承载物装进去移动。

芳最开始出来的承载物是 30 米长的尼龙袋，20 斤重，圆口用绳收紧。我当时感觉这个承载物不够牢固，芳给出了竹笼的承载物。竹笼长 35 米，由厚 5 厘米的竹子编成，中间空隙较大，中间粗、两边细，收口处 80 厘米，重 20 斤。当时我觉得竹笼的承载力也不够，且竹片间空隙太大。但感觉刚刚加固，马上再加固，可能来访者的力量不够，就未再要求。将铁柱和竹笼画下来之后，我们就准备把铁柱直接移出身体。

做了充分的三调放松后，芳说铁柱冲出肚皮飞了出来，好费劲啊，肚皮破了个大洞！并且肚皮炸的碎片到处都有！听到肚皮破了个洞，我有一瞬被吓到，随即稳住自己：现在已经骑虎难下，我需要做的就是稳住。看到芳费力而痛苦的表情，我共情她。这时芳报告说把炸飞的肚皮找回来拼接到原来的地方，只是因为爆炸的力量太大了，中间还有个洞没有堵上，这时她自己说用好多好多药（红霉素眼药膏、粉末的云南白药等）堵在伤口上，然后包上棉纱，缠上胶布。她一边堵一边说了好多药的名字。我们就花时间堵肚皮的洞。等她觉得肚皮疗愈后再进行下一步。

　　而我感受到当时芳的力量不够，决定把铁柱从竹笼里拿出来，分别清理之后再移动。铁柱上沾满了血、肉、脓，芳看见非常心疼自己，一边咳一边流泪一边清理。先用水枪冲洗，随着清洗后流下的水的增多，冲洗下来的血、脓流到了一条小河里，已经染红了半边河水，这个时候芳看着半条染红的河水在流泪，我一边共情她一边问现在冲洗得怎么样了，她说开始用刀子在刮粘在棱上的肉，先是用刀刮，后用刷子刷、砂纸擦，一点一点地清理。铁柱上有五个螺旋，她清理完一个会报告一下。（芳注：在清理的过程中报告一下清理进度和自己的头脑中的念头，这样更好地排除了头脑升起的念头干扰，进一步理顺了自己）清理完三个半螺旋，她说没力气了，我说放松休息一下，她又说一下干完，没干完觉得着急。在清理的过程中，我回应她已经很累了，她觉得理解到了她、共情到了她，她沉了一下，休息了一会，忽然自己领悟到：其实晾晾、晒晒，既能休息会，等粘在上面的肉干燥了，不粘得那么结实了，待会儿用水枪冲更容易一些。这时候我感受到她的力量和转化能力。等一点点清理完之后，她发现象征物变小了，从原来的 30 米、300 公斤变成 2 米、50 公斤。

然后，给出了对应的承载物。这次的承载物就特别厚实：是一个木板厚 50 厘米、边长 2 米的松木箱，正方形，有松木的香味，由于是现做的，还有毛刺。重 30 公斤。

当时我注意到木箱的木板好厚啊，感觉到来访者的很强的内在力量，而我也发现木箱的内径不足 2 米，从逻辑上说装不下象征物，而这时指出来把来访者拉回逻辑层面不见得好。来访者觉得装得下就装得下。于是在木箱里上面填塞了干草、下面填塞了棉花就开始移动。在不断的移动过程中，芳觉得好奇，就在移动到 5 米的时候想看看现在象征物变成什么样了，打开后发现盖不上盖子了——有一角翘出来，这时回来把木箱变大，厚度减小，把象征物平稳地放在箱子里，非常合适的一个木箱子，并且还里外对箱子进行了再次加工，刨平，拿布清理刨下来的木头刨花，填塞了棉花，稳固后继续移。

在不断的移动过程中发现承载物变成了一个红色烤漆带着花纹的首饰盒，象征物变成了一个蓝宝石戒指。深蓝色宝石非常大，有40克，戒指环很小。芳说想放在10米的地方。

在画戒指的时候，芳嘀咕了一声"不喜欢"，我好奇地问："你说不喜欢？"芳打开话匣子，说戒指象征自己的婚姻：40克的蓝宝石很被外人艳羡，而其实太大，与戒指环很不协调。说起先生关心她的方式对她而言是伤害，她说就像在一棵老树周围挖出沟槽，看起来是想拿水来浇灌它，而其实因为树的根扎得很深很远，在挖土的过程根都被切断，很受伤。之后，说自己不久前所做的肺手术就是为了息事宁人。如果不做手术，先生会动员周围的所有的人甚至她父母都来施加压力，她受不了这种方式就动了手术。是为了满足先生，让家安宁。期间，我问：这个首饰盒你觉得放在10米的地方更合适？她说：是的。

最后评估问题影响度：3 分。第二次移动之后，芳说本来说话非常费劲，而现在可以说话了。

随访：治疗后憋闷明显缓解，咳嗽减少。且原来咳嗽深在，感觉从很深的肺底部向上咳，治疗后咳嗽的发源没那么深了。治疗前说话费力，治疗后说话仍觉气虚，但已自如。之后疗效稳定，咳嗽憋闷症状持续缓解，无反复，几个月后整体康复情况向好。

2.3 内疚（身体里的大铁钩）

来访者：乔（化名，集体移空的参与者之一），男，约 30 岁，公司职员。

治疗师：周文，女，心理咨询公司经理。

时间：2018 年 10 月 14 日。

做集体移空的时候，我的感受是由于最近答应过别人做一件事情，但是自己并不想做这件事情，所以就在做与不做之间勾起了很大的冲突，既有对做这个事情的抗拒，又有对不做这个事情的内疚。

这种感觉就像有一种揪着自己内心的感觉，感觉像身体里钩进了一个大钩子（象征物），知道这并不属于自己的身体，但是它确确实实在身体里面，想把它丢出去也丢不出去，好像长在了肉里，从左边的锁骨穿过心脏上面的左胸口，穿过左边的肋骨，最后深入到自己的肚子里。我很排斥它，放在身体里面也很不舒服，但是就在那里膈应着自己，在揪着自己的内脏和肉，向身体的右边拉，虽然不疼但是也很不爽，揪着肉很不舒服。

在老师让我自己感觉这种感受的时候，我发现这个钩子感觉是一个月牙形的，大概有 0.5 米左右，从锁骨弯到小腹，两端细中间粗，最粗的地方大概有手腕粗细，最开始的时候看不太清楚，因为在肉里面，慢慢地感受它，好像是黑色的（油渍的黑色），上面布满了锈斑，锈斑是红色的，一片一片的红色锈斑让整个铁钩感觉有点黑色发红。分享的时候老师提问它有多重，自己开始没有感觉，感受一下之后觉得有 20 斤重，很沉。

当老师让我们去想承载物的时候，闪念之间就是一个黄色的、木条制作的简易木箱子（看见里面还有一些那种作为填充物的黄色的纸屑条），所以也没有花费时间在承载物的想象，而第一个念头是想把这个钩子从身体里取出来。我发现它在我的身体里，在我的肉里，（因为之前听过铁柱冲出肚皮的案例，所以知道可以给自己"做手术"）所以我想着用刀把钩子从身体里"解剖"出来，在我的想象空间里，用标准的手术刀在外皮上顺着弯钩的位置，拉开一个长长的口子，甚至在拉的时候能感觉到刀子割开皮肤，在铁钩上划过的那种摩擦感。肉分开了，在里面看到了那个钩子，我急于把它拿出来，但是很困难，感觉它在里面太久了，好像和肉粘连在了一起，拉不动，拿不出。然后我尝试着从左边的小腹位置，钩子的尾巴开始，慢慢地撬开，感觉一点一点往起拿还是可以的，所以钩子从肉里从下往上一点一点往起一边撬一边拿。当拿到一半的时候，突然发现箱子里（承载物）有了半个钩子（开始没看清是横剖的半个），我以为拿出来了，但是感觉一下身体里还有，没有拿完。这个时候发现它原来是一半，还有另一半在身体里，然后就继续慢慢地从肉里面撬出来（因为长在肉里很难拿出来）。这次比上次顺畅了一些，感觉撬得也轻松了很多，慢慢地感觉剩下的半个也拿出来了。可是这时候感觉左边的胸口（心脏上面的位置）还是有东西压着、钩着。自己感受一下发现还有一个头留在里面，像半个小牛角的样子，它比其他部分和肉的粘连程度更高，

怎么拽也拽不出来。（到此时老师还在引导大家去仔细地观察承载物，然后重新做三调放松，但是我也没有管，而是自己忙着自己的）

这个过程还是很困难，所以尝试着用手把这个小头拽出来，但是拽出来的时候，我身体上的肉还跟它粘连着，我尝试用手术刀，一点一点把肉和这个小头分离开，一点一点顺着小头的边把连着的肉割开。慢慢地一点一点割开了，把这个东西成功地拿出来了，这个时候我深深地松了一口气，长叹一声，感觉好累好疲惫。回头再感觉自己的左胸口，虽然还有感觉，但是那个不是异物感，而是手术过后的那种疼痛感，伤口还有些疼，没有那么强烈，但是很开心把它拿出来了。

（不记得这个时候老师到了哪个步骤，反正还没有开始移动）这时候我把拿出来的这个小头也放在了木头箱子里，摆放位置就和图里面的一样。（承载物很简单，就是一个木条制作的简易箱子，木条之间还有缝隙，盖子是分开的）犹豫了一下是否要在铁钩子上放一些纸屑条，但是觉得无所谓了，这个时候我急于把盖子盖起来，因为我不喜欢它，想丢掉它！

我把盖子盖起来，觉得不是很稳，所以想用钉子把盖子钉起来，从离我最远的左边的角开始钉，从左边的边开始用榔头钉一圈。箱子的木料比较松，然后角上钉了一个，左边的边上在侧边竖起来的两条木条顶上钉了两个钉子，钉到一半的时候，恍惚听到了老师要求清理象征物的时候停了下来，感觉盖子不知道为什么又打开了（可能钉得不够死），看到了里面的钩子，这时候按照老师的指令对钩子进行清理。

老师说要用抹布擦，但是我觉得不想擦，因为钩子上有铁锈，擦的话铁锈会掉下来，会不舒服。所以只用水分别把两个半片的钩子冲了冲，从各个角度又看了看。老师讲清理承载物的时候，我也不想擦拭，因为里面有纸屑，不想弄出来。所以我从各个角度看了看箱子，前面、后面、侧面，甚至把箱子抬起来看了看箱子的底下，还用手摸了摸箱子，感觉稍微有些粗糙，粗糙的木料的感觉。

听到老师让把象征物放到承载物里，我直接看到钩子已经放在箱子里，然后开始继续钉钉子，这次怕钉不紧，所以这次先把好几个钉子的钉子头含在嘴里，一个一个钉子拿出来一个一个钉。还是从左上角，用黑色的木把榔头，一个一个地把钉子钉下去，四个角落，每个边上的竖着的木条顶上都钉一个钉子，一共钉了12个钉子。钉完之后感觉怕移动到一半的时候散掉，我找了一条很粗的带有一些锈迹的旧的长铁链把箱子纵向裹起来，裹了一共四圈，还把两端扣起来，卷得很紧。（上铁链的时候老师已经要求大家开始放在眼前，但是我还是自己做自己的……）

随着老师的指令，从1米、3米之间来回移动，然后在50米的范围来回移动，然后在100米的范围来回移动，当老师解释100米是很远的距离的时候，没有管老师自顾自地自己移动，感觉在100米的时候能看到很小的一个盒子，远远地看起来大概有小火柴盒那么大。在移动的过程中因为自己对距离没有很清楚的感受，所以在1到10米之间的移动是以教室为背景，10米的时候移动到了窗外，50米的时候背景又换成了马路，感觉50米的时候就是在远处的斑马线附近，到了100米的时候已经没有背景，变成纯黑的背景。当老师从100米左右的时候还要求拉回来，我感觉很烦，因为我不想要这个箱子回来，想着它快丢掉，然后就放到了大概很远的距离，看到是一个小黑点，然后没有管老师的指令把它丢到了无限远。这个时候感觉东西不见了，然后身体突然很松懈，放松到会舒服地瘫下来，胸口感觉被打开了，呼吸也很顺畅，很舒服，在那一刻停留了一小会儿，感觉很舒服，不知道多久，我觉得我要回来了，然后回来、睁开眼睛，也感觉很舒服。这个时候老师貌似只做移动做了一半，然后就很放松地看着大家。

最开始的感觉可能给我的影响度是 7 到 8，结束之后我给自己的评分开始勾画的是 2，但是感觉可能没有 2 那么严重，最后勾选了 1。

评析（周文）： 来访者花了较长时间把象征物从身体里取出来，这个过程是必须的，不仅要把问题与生活事件分离，还要把问题和自身分离，这一点很重要。这个过程有时是艰辛的，来访者借助"标准的手术刀"，用了很多办法，费了很大气力，最终把铁钩从身体里取了出来，这些都是来访者"在我的想象空间里"完成的，更确切地说，这不是一般的想象，而是用存想的方式，"存想是想象的深化，或者说是深度想象，即要求使想象的对象达到栩栩如生、身历其境的程度，此种想象活动在心理学理论上被称之为具象思维",具象思维在移空技术中发挥着主要作用,具象思维运用得越好,效果就越好。来访者最终依靠自己的力量把铁钩取了出来了,这个过程疗愈也已经包含在其中了。

在检查、清洁象征物和承载物的环节,来访者不愿把铁钩上的铁锈擦掉,也不愿把箱子里的纸屑弄出来,其实潜意识知道铁锈是象征物的一部分,纸屑也是承载物的一部分,相信我们的潜意识,潜意识更了解我们哦。"甚至把箱子抬起来看了看箱子的底下,还用手摸了摸箱子",这些都是不容忽视的细节,说明来访者已经在开始调动自身的力量主动地干预了。重点看一下加固承载物的过程,承载物是木条制作的简易箱子,盖子盖上以后觉得不稳,于是就用钉子加固,"用黑色的木把榔头,一个一个地把钉子钉下去,四个角落,每个边上的竖着的木条顶上都钉一个钉子,一共钉了 12 个钉子。钉完之后感觉怕移动到一半的时候散掉,我找了一条很粗的带有一些锈迹的旧的长铁链把箱子纵向裹起来,裹了一共四圈,还把两端扣起来,卷得很紧"。这个过程具体而生动,承载物代表来访者处理问题的能力,加固承载物即是增强自身处理问题的力量,来访者每钉上一个钉子，代表自我的力量又增强了一分，当把箱子再用铁链裹紧、扣好，表明来访者已经做好充分的心理准备要处理问题了，如果说作为承载物的简易箱子才出现时"木条之间还有缝隙"，表明来访者的自我力量还略显薄弱，那么当这一切都做完时表明来访者的内心已经积攒了足够的力量。

在移动的环节，距离的多少可以不要参照物，以个人的心理距离为准而不是现实物理距离，简单地说就是你觉得多远就是多远。当物品移到无限远时，"感觉东西不见了，然后身体突然很松懈，放松到会舒服地瘫下来，胸口感觉被打开了，呼吸也很顺畅，很舒服，在那一刻停留了一小会儿"，东西不见了也就是初步到达了空，通常状态瞬间会有一个较大的改观，这是移空技术最大的特色，它能把你带到没有问题的地方，问题本来就不属于我们，我们只要回到本来就属于我们的地方。

在集体移空时，熟悉移空步骤的人可以根据自己的节奏进行。

3. 对话案例

对话案例贴近临床原貌，通常选择记录治疗过程中治疗师与来访者之间一段或几段最精彩的对话，前后做一些衔接性的叙述。对话案例呈现治疗过程中最精彩或最遗憾的部分，便于总结经验教训。阅读对话案例需要熟悉移空技术的操作步骤，否则不易读懂。以下的案例第一则比较精简，概括全过程；第二则只取了引导象征物、承载物的节段，完整细致、自然流畅；第三则的来访者是儿童，全过程天真有趣，体现了移空技术的活泼和不拘一格。

3.1 头痛、颈椎痛（水果刀）

来访者：男，三十多岁，货车司机。

治疗师：卢静，女，国家二级心理咨询师。

时间：2018 年 11 月 18 日～ 19 日凌晨，约 35 分钟。

晚上 11 点半左右，比较安静，在理案的时候看了一眼微信朋友圈，看到朋友发的"头疼，睡不着"。其实他最近已经发了好几次了，大半夜的头疼、睡不着比较痛苦，想着要不帮他试试"移空"，肯定会有缓解作用，就回复了他，又强调了一句"我说的是真的"。后来他微信里很疑惑地问我怎么治？然后可能疼得又受不了，就开始催我，我们就用微信语音开始移空。

（让来访者调整坐姿，取来纸和笔放在旁边）

对话摘要：

来访者：怎么治啊？我对心理完全不懂啊！

治疗师：问题是，你还头疼不？不用懂。

来访者：疼啊，特别疼，不仅头疼，颈椎也疼，疼得都没法休息了，不敢动，躺下更疼。

治疗师：你到底哪疼？仔细感受一下？

来访者：确实这两个地方都疼（嘴里还发出"咝"的声音）

治疗师：好，现在看来，主要就是"疼"，对吧？

来访者：对。

治疗师：如果让你感受一下，疼对你的影响有多大，0到10分，0是没有影响，10分最严重，你认为是几分？

来访者：你是指对我日常生活的影响吗？ 8分。

（治疗师开始给来访者做三调放松）

来访者：好了。

治疗师：好，说说，怎么疼法？

来访者：怎么疼法？就是疼。

治疗师：是那种像里面有个东西快要炸开的疼？还是撑的疼？还是刀割的疼？或者像别的？

来访者：哦，对对，就是那种刀割的疼，像有个刀子在里面，不敢动。

治疗师：这种疼的感觉像刀子，如果让你想象一下这个刀子，你觉得是什么样的刀子？

来访者：像水果刀。

治疗师：什么颜色？

来访者：黑色。

治疗师：什么形状？

来访者：就是那种尖尖的很亮的刀，黑色柄。

治疗师：有味吗？

来访者：没有味。

治疗师：摸起来手感怎么样？涩的还是光滑的？

来访者：光滑的。

治疗师：好，这种疼就像一把黑色柄的，发亮的，尖的，光滑的，无味的水果刀，是吗？

来访者：是的。

治疗师：好，请你把这把水果刀画在你旁边的纸上，并写上你刚才描述的水果刀的特征，并且把影响度的分值写在旁边。

来访者：我怎么突然觉得轻松了呢？

治疗师：好，轻松了就好，来，我们继续。如果，你的这把水果刀需要用一个容器来盛放，你希望用什么来放它？

来访者：一个盆子。

治疗师：什么材质的盆子？

来访者：塑料盆。

治疗师：多大？

来访者：就是脸盆那么大。

治疗师：什么颜色？

来访者：蓝色。

治疗师：有味吗？

来访者：没有。

治疗师：手感怎么样？

来访者：很光滑。

治疗师：好，把要装水果刀的这个盆子也画在你旁边的纸上，并且写上你说的特征。

（再做三调放松）

治疗师：好，现在你看看你眼前的这把水果刀，它是否是干净的？需不需要把它清理干净？

来访者：嗯……不用了，它很干净。

治疗师：很干净，好的，那你看看装水果刀的盆子，里里外外都看一看，感觉是否需把它清理干净？

来访者：嗯……也不用，它也很干净。

治疗师：好的，现在请你把干净的水果刀放进清理干净的盆子里。

来访者：好的，放好了。

治疗师：好的，接下来，你的这个装了水果刀的盆子将要做一个很长距离的移动，你感觉它是否结实，可承受长距离的移动？需不需要加固？

来访者：要，我要在盆子里放一块砖，让它平稳。

治疗师：好的，那你放好了吗？稳固了？

来访者：嗯。

治疗师：好的，现在你将要对这个放了水果刀的盆子进行移动。

来访者：好的，那我端着它移动可以吗？

治疗师：不可以，你只能在意念中移动，而且在移动中，你的视野里只有放了水果刀的盆子，没有别的景物和东西，如果出现，及时出来，告诉我，我们重新开始。

（然后开始近距离移动，确认他的反应程度，再后来进行长距离移动，移到 7 米后，来访者说看不到了）

治疗师：是仅仅看不见，但还在心里，还是完全的什么都没有了？

来访者：什么都没了。

治疗师：好的，那我们继续移动。

（然后无规律地进行了反复移动，直到移到了无限远处）

治疗师：现在，你还可以看得到吗？

来访者：看不到了。

治疗师：感觉得到吗？

来访者：感觉不到，什么都没有了。

治疗师：你还想把它移回来吗？

来访者：不不，不想。

治疗师：好的，那请你就在现在这个位置，这个空的地方，好好享受一下这种空的，享受一下什么都空了的感觉，慢慢享受，好了就可以出来了。

（2 分钟左右）

来访者：好了。

治疗师：你现在什么感觉？

来访者：啊，什么感觉都没有了，哪哪都不疼了，我怎么觉得我看东西也清楚了很多呢？

治疗师：现在影响度几分？

来访者：几分？零分吧？没啥影响了啊，啥也不影响了啊。

治疗师：好的，那请你把影响度分值写在你旁边那张纸上，做一个完美的结束。

来访者：啊？结束了？心理治疗好神奇啊！现在哪都不疼了，人都精神了不少，嗯，看东西特别清晰。

随访：第二天早上快 10 点，治疗师打电话回访，本来是想建议他去医院看看病，结果，他好像还在睡，说啥都好了，所以昨晚很快就睡了，睡的也好，现在没觉得有病了，治疗师就没再提医院的事。

3.2 恐惧（有硬心的冰球）

来访者：男，三十多岁，平面设计师。

治疗师：尚旻，女，国家二级心理咨询师。

时间：2018 年 8 月。

这是通过网络视频咨询，在一个长程的精神分析治疗过程中加入的移空治疗，象征物是在讨论过程中自然呈现出来的。影响度自评：7分。

以下对话主要突出象征物与承载物引导过程。

对话摘要：

来访者：我总在努力地维系它（关系）。用一种自己不改变的方式，比如说不搬家，因为如果搬家了以后，我周围的关系就会改变。我会去创造环境，像环境、地点、周围的人群什么的，都得维持在原有的样子。诸如此类吧。

治疗师：所有细节都不能变，是吗？

来访者：对，一旦我做不到就会觉得是我做得不够好，没有保持住这个关系，就会自责。

治疗师：那么你从关系里能感受到什么呢？能得到什么？

来访者：安全感，就是那种不孤独，有群体的感觉。是一种温暖的，抱着取暖的那种感觉。不用自己发热，因为大家挤在一起别人就能提供一些温暖，能感受到别人的热量，就能感受到温暖。

治疗师：理解的。你是觉得自己没有热量还是⋯⋯

来访者：我觉得我大部分时间没有热量，我是一个表皮冰凉的人，我发热只能在里面发，无论什么时候让我去感觉，我自己都感受不到自己的温度。我觉得如果用一个热成像仪来看这个世界的话，那自己就是一个不存在的人，感受不到自己的存在。另一方面，我觉得我的热是在里面，没人能感受到。我的热量散发不出来。别人给了我温度以后，我才能发热。

治疗师：你需要从别人那里获取温度，那我可以理解为是你感觉到冷，需要取暖吗？

来访者：没错。

治疗师：你感觉这个冷是从哪儿来的？

来访者：我觉得自己是被外壳冻住了，我里面是暖的，其实我需要的温度不多，只要能把外壳化掉，我里面的温度就能出来了。

治疗师：那个外壳是什么样的呢？

来访者：很薄，凉的，硬的。它又很容易焐化。

治疗师：化了以后还会再生出来吗？

来访者：会，还会再冻上，焐化了以后还会再冻上。

治疗师：那是什么让它冻上的呢？

来访者：独处，再独处一会儿它自己就会冻上。

治疗师：如果说你里面是暖的，那么让它冻上的那个冷的源在哪里呢？你看，如果是你独处，外面的壳已经焐化了，而你里面是暖的，外面没有别人，那是什么让它又冻上的呢？

来访者：很难表达出来，我……

治疗师：你感受一下，找到那种感受，就像现在，我们持续地谈话，那个壳应该已经化掉了，现在你想象我离开了，你开始独处……那个冷是从哪儿来的？

来访者：从内心深处来的。这个内心深处的冷，它并不能冻住我内层的热量，它只能冻住我表皮。

治疗师：那它是怎么传导过去的？

来访者：有一道缝，它的能量只能从一个方向发射，它只能通到表皮这层，只能冻住表皮。

治疗师：那它是个什么样的东西？是块冰吗？

来访者：是一个……是个圆的，类似于水晶球那样的东西。

治疗师：有多大？

来访者：这么大（用手比），就保龄球吧，小号的，8磅的保龄球那么大。

治疗师：什么颜色的？

来访者：就是……白里透着蓝，蓝里透着白。

治疗师：透明吗？

来访者：不太透明，只能透一点点。

治疗师：有点像磨砂的那种感觉？

来访者：对。

治疗师：表面是光滑的吗？

来访者：表面是光滑的，但它里面会有那种肌理，而且不平整。它外面是一个圆，但里面又是掺杂着很多杂质的这么一种形状。

治疗师：你说的有蓝有白，是整体上一种颜色感觉，还是和这些肌理有关？

来访者：不，是斑驳的，甚至有些地方还有一点深蓝，有点特别深的颜色。

治疗师：特别深的颜色，也是蓝色？

来访者：对，特别深的钢笔水的那种颜色。

治疗师：那些杂质呢？有其他颜色的吗，除了蓝和白？

来访者：还有点儿那种污渍，就像被污染的雪那样，有黑色的土或者是脏东西什么的。不是特干净的雪，就那种感觉。

治疗师：但是表面是比较光滑的一个圆球。

来访者：对。

治疗师：是不是有点像咱们小时候玩的那种玻璃球，里面有很多的内容，雪花、小船什么的，但是比那个大？

来访者：对。然后里面还有一个冰的心儿，这心儿有点像星星，有四个尖，然后有一些枝杈的小光芒，是冰蓝冰蓝的颜色，非常硬，非常凉。

治疗师：你摸摸看它有多冰？

来访者：表面不是特别冰，但是最中间那个硬心儿会冻伤，一碰就会冻伤手那种冰。所以外面要有球，这个球摸起来也就是比体温低一点点吧。

治疗师：那你觉得其实最关键是里面那个心儿是吗？

来访者：嗯。

治疗师：这个球能打碎吗？

来访者：不能打碎，因为一打碎了那个心儿就直接挨着肉了。巨凉的那个会伤人的硬心儿就挨着肉了。

治疗师：咱把它拿出来呢？

来访者：整个拿？

治疗师：嗯。

来访者：感觉可以，但是感觉偏复杂。就是我一边往外拿，一边又发现了一些障碍。

治疗师：是什么样的障碍？

来访者：感觉这个球能很容易地拿出来，但是，你还记得我刚才跟你说，它那个冷气只能朝一个方向发射，它只能通过一个管道发射到一个表皮的层面里，然后它发射的这个口已经和皮肤下面这层冻成一体的了。就是那个球很轻松就能拿出来，但是连着这个口这个部位我处理不了，因为它连着我整个皮肤下面的薄薄的一层。

治疗师：能做个小手术吗？不一定用手术刀做这个手术，你可以找一个比较热的东西，把粘连的那部分焐化掉。

来访者：嗯，有点难，因为这个东西连着我皮肤下面，不断往外输送冷气，那个地方就有一层薄薄的冰，如果我把它焐化掉了，那层薄薄的冰还在那儿，那层冰还会把我的里面和外面隔开。

治疗师：你先不管它，你先把这个东西拿出来。

来访者：那行。你等会儿啊。……拿出来了。

治疗师：拿出来了。敢不敢把它打碎？

来访者：把它打碎？……敢，可以。

治疗师：来吧。

来访者：打碎的时候我身上一激灵一激灵的，能感觉到一阵阵的寒意。

治疗师：那现在这堆东西是什么样的？是不是有一大堆的碎冰，还有里面那个心儿？

来访者：敲出来一大堆这种各种颜色的，就是深蓝、浅蓝这种颜色的冰，然后中间有那个特别锋利、特别硬的心儿。

治疗师：你看看啊，如果我们说把它做移空移走的话，你想只移走那个心儿，还是全部移走？或者是你再看看，检查一下，哪些需要移走，哪些想留下。

来访者：我已经翻来覆去地看了好几遍了，还挺爽的。我还是觉得都不要了。

治疗师：都不要了，好。那咱们找个东西，你看看你想把这堆东西放在一个什么容器里把它移走？

来访者：一个旅行箱。

治疗师：什么样的旅行箱？

来访者：是一个筒状的旅行箱，一个方筒，一般的旅行箱不是扁的吗，像个肥皂盒吗。这个是从立面（指的是顶面）上看是一个正方形的这么一个，但是高度是不变的。

治疗师：啊，明白了。那它的高度大概相当于多少吋的旅行箱？

来访者：28 吋。有点大了，24 吧。

治疗师：是什么颜色的呢？

来访者：肉色的。

治疗师：什么材质的呢？

来访者：比较廉价的那种航空塑料，就是咱们平常见的做箱子那种塑料。

治疗师：还是比较廉价的。

来访者：因为比较好的不是那种太空箱吗，什么太空金属，没那么好。

治疗师：哦，就是普通塑料材质的那种旅行箱，有拉杆吗？

来访者：没有。

治疗师：有轮子吗？

来访者：没有。

治疗师：那你这个箱子形状和一般的不太一样，它的盖是什么样的？

来访者：有点像打开乐器盒子的那种方式，就是横着这么打开，中间有个拉链，打开以后上下各一半的那样。

治疗师：拉链在中间？

来访者：对。

治疗师：拉链是什么颜色的？

来访者：黑色。

治疗师：还有其他的装饰，商标、花纹什么的，有吗？

来访者：没有，只有那个旅行箱倒模时候留下的痕迹，就像是正常的旅行箱一样的那种纹理。

治疗师：规则的纹理。

来访者：对。

治疗师：那里边呢？

来访者：里面是铺满了一种特别柔软的布，就像是我们塞奖杯，或者是放印章的锦盒，里面的不软不硬的那个。

治疗师：就是底下有一些衬垫、填充物，然后上面拿布罩上的那样子。

来访者：对对。

治疗师：那个布是什么颜色的呢？

来访者：红棕色，赭石。

治疗师：饱和度比较高的赭石，是吗？

来访者：对。

治疗师：有什么气味吗？

来访者：有一种比较刺鼻的塑料味儿。

治疗师：对了，你那堆东西打开了以后有什么气味吗？

来访者：说没有还真有点儿说不出口，但是要说有又说不出是什么。姑且就说成一种氟利昂味儿吧。就是那种长时间不清理冰箱的味道。

治疗师：啊，我知道了，冰箱或者空调的那个味道。

来访者：对，淡淡的。

治疗师：那你现在找一张纸，先把它们画下来，好吗？

（以下清理及移动过程从略）

移动效果：移动至 300 米时看不到，但感觉还在，继续发指令移动到 500 米、1000 米、5000 米，感觉不存在并停留片刻。不想移回。

影响度自评：0。疗效：临床痊愈。

治疗后的改变：来访者在此次治疗前的几次咨

询中，一直在讨论在一段关系中比较纠结的感受，但始终停留在对具体事件的内心冲突上，无法触及深层的感受。本次移空治疗之后，来访者开始在现实中主动去调整关系，并把过程中新的体验带到咨询中来讨论，这是一个非常大的改变。

3.3 呃逆（小青蛙）

来访者：女，6 岁。

治疗师：梁翀，女，从事早期教育，来访者的母亲。

日期：2019 年 3 月 24 日，治疗过程小于 15 分钟（包含放松环节）。

来访者和治疗师共同乘坐地铁途中，来访者开始出现呃逆症状，高频率，大约两秒钟一次，声音和幅度都较大。以往经常出现呃逆，曾用憋气喝水、按摩内关、膻中等方式治疗，往往无效，持续时间可达 1 小时以上，并且会在一天之内反复出现。

（三调放松）

来访者坐在地铁座位上，治疗师坐在旁边。因为周围人很多，环境嘈杂，只能简单调整了一下坐姿，呼吸受呃逆影响也不顺畅，好在来访者比较配

合，双眼微闭，身体放松。（平时在家常用的安抚动作是抚摸妈妈肚皮，因此嘱来访者将手放在妈妈肚子上，放松效果比较理想）

治疗师："打嗝很难受吧？感觉哪里最难受？"

来访者："这里，还有这里。"手指自己喉咙和胸腔上部。

治疗师："难受的感觉是不是就像有什么东西在那里面？"

来访者："对！就像有只小青蛙在那一蹦一蹦的！"（毫不犹豫地说出象征物）

治疗师："什么颜色的小青蛙？"

来访者："绿色的。身上还有一些斑点。"

治疗师："是那种很鲜艳的绿色吗？斑点是什么颜色？"

来访者："斑点是特别鲜艳的绿色，身上是普通的绿色，像草地那种的。"

治疗师："小青蛙有多大？比你的小拳头大还是小？"

来访者："这么大。"两只手圈个圈儿比画一个大小。

治疗师："小青蛙脸朝哪边？面对着你吗？"

来访者："对，它蹲在那，面对着我。"

治疗师："能看到它的眼睛吗？眼睛大不大，圆不圆？嘴巴呢？"

来访者："眼睛和嘴巴都很大，它瞪着我呢！"

治疗师："好的，我们一会儿要抓住这只会蹦的小青蛙，把它放在什么东西里呢？"

来访者："一个透明的盒子。"

治疗师："塑料的透明盒子吗？有没有盖子？"

来访者："有盖子，没盖子的话它会跳出来啊！"

治疗师："好的。盒子是方形的还是圆形的？有多大？"

来访者："方形的，这么大。"比画一个略微比青蛙大一些的尺寸。

治疗师："好的……"

来访者："盒子上还有划开的小缝缝，一道一道的，给小青蛙透气用的。"

治疗师："有多少个小缝缝，你能数数吗？"

来访者："1、2、3……有 18 对。"

（数得貌似很认真，其实她不知道 18 对到底是多少）

（手边没有纸笔，未能画出象征物和承载物。未做三调放松。来访者状态不错，虽然经常睁开眼睛，但是并没有受到周围环境影响，一直很认真地在存想象征物和承载物）

治疗师："我们一会儿要把小青蛙放到盒子里，先给它们两个都清洁一下吧？小青蛙怎么洗？"

来访者："给它冲冲水。我洗呀洗，冲一冲，洗一洗，冲一冲……小青蛙洗干净啦！"

治疗师："盒子怎么洗？"

来访者："也冲一下，挺干净的。"

治疗师："你能看清楚吗？很干净了？"

来访者："干净！"

治疗师："好，开始抓小青蛙吧？你能自己抓住它吗？需不需要什么工具？"

来访者："拿个大钳子？"

治疗师："哪种大钳子？"

来访者："上面是铁的，下面把手那儿是塑料的。"

治疗师："行，能用大钳子钳住它吗？"

来访者："嗯……不太好用。要不我戴上手套吧，戴上手套用手抓它！"

治疗师："好的，戴上了吗？去抓它吧！"

来访者闭着眼睛，小手一抓一抓，在空中比画三四次之后两手抓在一起。

来访者："抓住了！"

治疗师："很好，快放到盒子里吧！盒子在旁边吧？"

来访者："盒子盖着盖子呢！怎么放进去？"（两只手抓着青蛙，没法打开盒子，有点着急）

治疗师："来来来我帮你打开了，快放！放进去你自己盖上盖子！"

来访者："好了！盖上了！"（手一直在比画抓、放、盖盖子的动作）

治疗师："这个盖子紧不紧？我们一会儿要把它们移到比较远的地方去，盒子结实吗？"

来访者："结实，这个盖子不容易顶开的。"（此时治疗师留意了一下呃逆的频率，4 ~ 5 秒一次，比之前降低）

治疗师："小青蛙和盒子现在都能看清楚吧？"

来访者："能。它在盒子里呢！"

治疗师："那试试能不能把它移到 1 米以外。1米就是和你身高差不多的一段距离。"

来访者："能。"

治疗师："那移到 5 米，就是 5 个你那么远。"

来访者："移到了。"

治疗师："再移回自己眼前来，看看还清楚吗？"

来访者："清楚！小青蛙在里面挺开心的呢！因为我还给它留了呼吸孔！"

治疗师："移到 10 米的地方试试。"

来访者："1、2、3……10 米。"

治疗师："50 米你知道多远吗？就像咱们在小操场赛跑的那段路那么长。"

来访者："1、2、3……"

治疗师："不用数得特别准，大概是那么远的一个地方就行，到了就告诉我。"

来访者："到了。咱们这是要把小青蛙移到哪去啊？"

治疗师："你想移到哪里去呢？"

来访者："我看它挺可爱的啊，要不就放在盒子里养在家里吧？"

治疗师："你看它颜色很鲜艳对吧？这种颜色鲜艳的青蛙一般都有毒，很危险！而且它特别不喜欢跟人在一起哦，它需要的是自由。"

来访者："这样啊，那就移到池塘吧，把它倒进池塘里行吗？"

治疗师："可以！池塘大概有多远你知道吗？"

来访者："很远啊！得坐地铁才能到呢！"

治疗师："行，那先把装小青蛙的盒子移到地铁站去吧！"

来访者："移到了。"

治疗师："池塘在哪一站呀？"

来访者："积水潭站。"

（此时仍在不停打嗝。治疗师想到进了地铁站可能会遇到"安检"等一系列问题，决定调整计划速战速决）

治疗师："哎呀，你早说啊！咱们移到的这一个地铁站就是积水潭啊！进站口的马路对面就是那个池塘对吧？快移到马路对面去。"（积水潭站确实有个小池塘，是来访者去过的）

来访者："好好好，过了马路了，到池塘边上了！"

治疗师："小青蛙都等不及了，你能赶快把它扔到池塘里去吗？"

来访者："哎呀，它从盒子里跳出来了！"

治疗师："快抓！来不及戴手套了，直接抓住它扔到池塘里去！"

来访者："抓住了！扑通！"

（来访者的反应和对答很迅速很干脆，自己发出"扑通"一声，呃逆应声而止。立效）

治疗师："小青蛙从池塘游到很远很远的大河里去了，你还能看到它吗？"

来访者："看不到了！它自由了！"

随访：呃逆停止后两天再未出现。

4. 逐字案例（附来访者体会）

以下是一例根据录音整理的逐字案例文稿，完整呈现了移空技术操作的全过程。后面还附有来访者写的在治疗过程中及治疗后的感受。对比参看，可以了解移空技术产生治疗作用的发生发展全貌。为方便阅读和了解移空技术操作步骤之间的衔接，案例还标示了 10 个操作步骤的大体分界。

焦虑、抑郁（喉管里的水泥柱）

来访者：女，20 多岁，高校辅导员。

治疗师：刘天君。

日期：2018年11月17日，治疗过程约50分钟。

此案例取自移空技术培训课程的现场演示。当时现场征集症状影响度7分或以上的志愿者作为来访者，这位症状影响度8分的志愿者入选。

治疗师：好，那我们开始，我看你好像有点紧张是吗？

来访者：对，有一点。

（三调放松）

治疗师：所以我们先来做个三调放松好吧，你先坐椅子的前三分之一，然后把手放在两腿上，你可以动一下，坐到最舒服的姿势再坐定。腰直一些，然后轻轻闭上眼睛。下面你做缓慢的深呼吸，把注意力放在呼气上。慢慢地做，然后随着呼气，把你那种不安的情绪，或者其他的想法，都呼出去。慢慢地做，如果你觉得不怎么舒服还可以晃一晃，你很放松就好。等你自己觉得不紧张了，很放松了，从容了，就慢慢地睁开眼睛。如果你觉得还需要待一会儿，就再待一会儿。比较随意就可以，它不是一个任务，你觉得怎么放松就怎么着，怎么舒服怎么来就好。

来访者：（睁眼）

治疗师：现在不紧张了吧？

来访者：不紧张了。

（确定靶症状）

治疗师：你觉得你有什么问题呢？

来访者：一个是工作方面，还有一个是家庭方面，都让我感到比较焦虑。对未来的一个苦恼吧。

治疗师：就是焦虑的一种情绪，对吧？经常有吗？

来访者：其实我不太分得清楚，我现在是焦虑，还是比较抑郁的一种情绪吧。比如说，这两个情绪的一个交错，在一起那种。

治疗师：那什么情况下你会觉得你最不舒服？比如说什么情况下你会觉得你很焦虑，或者很抑郁？

来访者：比方说我工作中遇到了一些问题，想跟我爸妈吐槽的时候，他们一部分时间可能会无视，因为他们两个都喜欢玩手机，可能我说的一些问题，他们就……我感觉他们是没有听进去。还有一部分情况就是，我在跟他们说的时候，他们直接就说："你怎么能这样想？你不能这样想。应该去怎么怎么怎么样……"这个时候我就会觉得很不舒服。

治疗师：就是说，他们跟你说"你怎么能这样""你不能这样"的时候你心里觉得很难过是吧？

来访者：堵得慌。

（存想象征物）

治疗师：哪儿堵得慌？

来访者：这儿。（用手比从喉咙到胸口的位置）

治疗师：整个这一节是吧。你觉得这种堵的感觉，像是什么引起的呢？像是什么东西撑在这儿，还是像什么东西堵在这儿，还是像有东西压在这儿？

来访者：感觉这一块是实心的。

治疗师：实心儿的。什么样的实心儿？比如说是一个石头的实心，还是木头的？什么样的实心？

来访者：这一段好像是感觉灌了水泥。

治疗师：水泥，灌了水泥，是个水泥桩子，还是水泥的什么东西？

来访者：水泥柱子。

治疗师：水泥柱子，那水泥柱子有多高？多粗？多长？

来访者：不高，就这么长。（用手比）

治疗师：有这么长？

来访者：稍微再长一点。

治疗师：稍微再长一点，大概15公分的样子。

来访者：嗯。

治疗师：那这个水泥柱子是什么颜色的呢？

来访者：就是灰色的。

治疗师：是什么形状的？方的还是圆的？

来访者：圆的，跟喉管是一样的。

治疗师：跟喉管是一样的，就是把喉管给堵死了是吧？

来访者：堵得严严实实的。

治疗师：堵得严严实实的，气儿都喘不上来，是不是？

来访者：就是灌进去的那种。

治疗师：灌进去，凝固住的。那这个水泥柱子是很粗糙的，还是很光滑的？

来访者：有一点粗糙，就是因为它凝固的时候，还有一点气泡。上面还有一点其他的东西。

治疗师：是麻麻扎扎的那种，摸起来不是很光滑是吧？

来访者：是的。

治疗师：颜色就是灰色的。

来访者：就是水泥的颜色，主要是灰色的，嗯，然后，里面还有一些杂质，是那种深黑色的。

治疗师：有点深黑色的杂质。那个杂质，是嵌进去的，还是画上的？

来访者：嵌进去的，小石子。

治疗师：嵌进去的小石子，有点黑色的小石子，摸上去也不平坦，是吧？你觉得它有温度吗？很凉，还是很温暖的，还是和体温一样的，是哪种感觉的？

来访者：可能和我体温是一样的吧。

治疗师：并没有温度的差别，就觉得堵得慌，在这儿，所以和体温是一样的。那上面和下面有没有什么杂质？它上面是一个平面？下面是一个平面？

来访者：有一点那种波浪形那种，可能是它凝固的时候，有一点不是很光滑的那种切面，有一点波纹的那种。

治疗师：不平坦，但也不是很有规律的波纹。

来访者：嗯，对。

治疗师：上下都是这样的？

来访者：嗯，对。

治疗师：上下都不太平坦，有一点深灰色的小石头子。然后摸起来比较粗糙，但是温度和体温是一样的。你要是敲一下它会有什么声音吗？

来访者：就是那种像敲地砖的声音。

治疗师：像敲地砖，"嘣嘣嘣"挺脆的那种对吗？

来访者：对对对。

治疗师：你觉得它很重吗？

来访者：感觉不像看上去那么重

治疗师：比如说有一公斤？还是两公斤？还是多少？

来访者：我觉得比我体重要重，一百……一百多斤。

治疗师：一百多斤。也就是五十公斤的样子，那这个密度挺大的呀。

来访者：嗯。

治疗师：一百多斤的一个东西压在这儿，那也是挺不舒服的啊。一百多斤重，然后呢，是一个灰色的包含一点黑色的石子的一个水泥柱，基本是圆形。

来访者：嗯，是圆的。

治疗师：是很规则的圆柱还是也不是很规则？

来访者：不是很规则，但是它差不多长得像个圆柱形。

治疗师：也不是很标准的圆形，就是沿着食管下去的，也不是很标准的圆形。它是可塑的还是很硬的？

来访者：很硬的。

治疗师：硬的，很硬？很沉重，是这样吗？

来访者：（点头）

治疗师：但是不寒冷，不冰凉，摸起来手感有些粗糙，上、下面不太平。上、下面有什么标志吗？有什么标记？

来访者：也没有什么标记。

治疗师：就是不太平的面，上、下都一样的。那你觉得这个东西，你把它取出来放在什么地方比较好呢？

来访者：好像取不出来。

治疗师：你可以想什么办法把它取出来，你要把它取出来我们才能处理它。其实你别怕，因为这其实是一个想象物。我曾经有一个癌症患者，他的问题是手术后的疼，他的象征物呢，是身体里边有一个铁杵杵在这地方（胸口），那个刀口就非常疼。开始他也说取不出来，我说你别害怕，你就取就行了，然后他就用一把手术刀把这儿拉开，还出了好多血，把它拿出来。你也可以这样做，但是你不一定出血，想象着做个小手术也行，但是也可能你不用那么做，它就会出来。你看看想什么办法把它取出来呢？

来访者：好像还是得拉开。

（存想承载物）

治疗师：还是得拉开是吧？那你可以想象着拉一下。那拿出来以后你把它放在什么地方？放在哪个东西里比较合适？

来访者：放在我们家餐桌上。

治疗师：放在餐桌上，那我要是移动餐桌的话，它不会滚掉吗？是不是还是需要一个容器把它盛一下？

来访者：拿个锅吧。

治疗师：拿个锅，那个锅你觉得它是什么样的？是一个铁锅，还是一个蒸锅，还是个什么锅？

来访者：是个铁锅。

治疗师：是那种炒菜用的？

来访者：对。

治疗师：能具体描述一下这个锅长什么样吗？

来访者：是一个底下有点黑的，有点铁锈，然后那个锅把是断的，我们家炒菜的锅。

治疗师：就是你家炒菜的锅是吧。有这么大？（用手比）掂起来很重吗？是炒勺吧？

来访者：掂不了，只能用手把着。

治疗师：是两个把还是一个把？

来访者：一个把。

治疗师：一个把，后面的木头有点坏了。

来访者：不是木头把，是一个塑料的把。一个实心的塑料的把，然后断了一截。

治疗师：哦，实心的塑料把断了一截，那个塑料把是什么颜色的呢？

来访者：黑色的。

治疗师：也是黑色的，断一截是怎么断的呢？

来访者：我也不太清楚是怎么断的。

治疗师：反正它是断了是吧？

来访者：对。

治疗师：断的边是很毛毛茬茬的，还是很光滑的？

来访者：不是切面，就是断掉了。

治疗师：断掉了，但也不扎手？

来访者：不扎手。

治疗师：里面是空的还是实的？

来访者：实心的。

治疗师：也是黑的，直接和那个锅连在一起的。那个锅有点锈，是底下锈还是里边锈？

来访者：底下锈。

治疗师：底下锈。是生铁的还是熟铁的？

来访者：这个我不太懂。

治疗师：很重吗？

来访者：很重，反正我掂起来很重。

治疗师：经常用那个锅？

来访者：对。

治疗师：有盖吗？

来访者：有，有个玻璃的盖。

治疗师：有个玻璃的盖。你觉得这个锅有多重？

来访者：嗯……两百斤重。

治疗师：没关系，这是个心理重量，你感觉有两百斤重是吧？

移空技术操作手册
——一项基于传统文化的心身治疗技术

来访者：对。

治疗师：你感觉它有多厚，这个锅有多厚呢？

来访者：反正挺厚的。

治疗师：挺厚的，但你还可以端得动是吧。

来访者：嗯，端得起来。

（填写记录纸 A）

治疗师：那咱们现在填一下记录纸，你把它画下来。

来访者：好。（画在白板上）

（三调放松）

治疗师：你现在的分数是 8，那我们现在再往下做。在做之前呢，再做一下三调放松。你还是坐椅子前三分之一，现在你还是轻轻闭上眼睛，然后做缓慢的深呼吸。身子可以晃动晃动找到最舒服的姿势，很放松就好，然后把头脑中所有的杂念暂时排空一下，让你感觉到身体很轻松，大脑也很轻松。非常好，等你觉得轻松下来之后呢，你就慢慢地睁开眼睛，我们再继续。放松……深呼吸……呼气。

来访者：（睁眼）

（将象征物置放于承载物）

治疗师：好，那现在我们就开始继续做。我们先清洁一下你那个水泥棒，你愿意睁着眼睛还是闭上眼睛，都可以。

来访者：闭上眼睛吧。

治疗师：闭上眼睛，那你就轻轻闭上。那你先看看那个水泥棒，现在你眼前呢，是一个差不多100斤重的水泥棒，它大概有15公分长，灰色的，上面有一些黑的石子，两端是不太平的。你觉得你怎么清扫它一下？来把它扫得干净一点。上面有灰尘吗你觉得？

来访者：没有灰尘。

治疗师：那你准备怎么扫它一下呢？把它弄干净。

来访者：用水冲一下。

治疗师：用水冲一下，是水龙头的水还是哪里的水？

来访者：用水龙头的水。

治疗师：那你就冲一下，把它的上上下下，顶上和底下都给冲干净了。

来访者：嗯嗯。（认真地做）

治疗师：需要加一些什么洗涤灵之类的吗？

来访者：不用。

治疗师：不用，就是清水冲一下

来访者：拿小刷子刷一下。

治疗师：哦，小刷子刷一下，把它刷干净了。现在刷好了吗？

来访者：好了。

治疗师：你觉得它很干净了吗？

来访者：里面的石子我抠不出来。

治疗师：你想把它抠出来，还是你觉得这样也行？你要是想抠出来也行，你想想用什么工具，比如用个小刀呀，或者是小锉呀，你可以随便试。

来访者：用螺丝刀把它撬一撬。

治疗师：好，那你就撬一下。是不是有几块稍微大一点的？撬一撬看看。

来访者：那个水泥柱子断掉了。

治疗师：没关系，断掉了也没关系。可能还能再接上。

来访者：嗯。（流泪）

治疗师：撬好了吗？撬下来几个小石子？

来访者：十几个吧。

治疗师：十几个，现在那个水泥柱是两半吗？

来访者：对，一半大的，一半小的。

治疗师：你把它弄干净，还有那些撬下来的小石头子，都清理干净。

来访者：嗯。

治疗师：那你把它们先放在一边，咱们把这个锅，你看看怎么把它清洁一下。

来访者：拿洗洁精和铁丝球吧。

治疗师：拿铁丝球把它刷一下，当然也得用水吧？

来访者：嗯。

治疗师：有没有些油？

来访者：嗯，有一点，没洗干净。

治疗师：那你把它洗干净一点。你觉得锈能去掉吗？还是就这样了？

来访者：想去掉。

治疗师：想去掉，那怎么去呢？

来访者：拿一把挖花生酱的小铲子去弄。

治疗师：好，一个小铲子是吧。

来访者：一个圆头的，挖花生酱抹面包的。

治疗师：你拿它刮一下，把那些锈刮掉是吧。你就刮一刮，然后再用洗洁精、钢丝球把它里面弄干净，包括那个把，也把它弄干净。

来访者：锈铲不干净。（开始哭）

治疗师：不急不急，你可以慢慢地铲那个锈，如果铲不干净的话，我们可以留下它，或者你可以用一些其他的什么办法……如果你觉得哭一下舒服，那你就哭一下。

来访者：我可以把它放个盒子里吗？

治疗师：可以呀，放个盒子也是个办法。你觉得什么样的盒子比较好呢？

来访者：收纳箱吧。

治疗师：收纳箱。你是要把这个锅放在收纳箱里呢，还是直接把那个水泥柱放收纳箱？

来访者：把那个锅放收纳箱里。

治疗师：锅放在收纳箱里，那个收纳箱是个什么样的箱子呢？

来访者：一个塑料的箱子。

治疗师：塑料的箱子，什么颜色？

来访者：乳白色，半透明的。

治疗师：哦，乳白色半透明的，那就说那个锅放到里面正好？

来访者：比它大一些。

治疗师：大一些，是斜着放，那个把冲哪个角上呢，还是……

来访者：正着的。

治疗师：那个收纳箱清理干净了吗？

来访者：用抹布抹一下，用水冲一下。

治疗师：半透明的白塑料的，然后刚好放下那个锅。

来访者：可能举不起来了。

治疗师：你是说放进去以后举不起来了，是吗？

来访者：那个箱子我举不起来。

治疗师：那个箱子，塑料箱子很重吗？

来访者：加在一起很重。

治疗师：你先放，放完以后我们再想，有没有什么办法。那你现在是先把锅放在收纳箱里呢，还是先把那个水泥柱放在锅里？

来访者：先把锅放在箱子里。

治疗师：那你把锅放在箱子里，放进去是不是有点晃荡呀？

来访者：嗯……有一点。

治疗师：那你觉得需要衬点什么东西吗？

来访者：放点……泡沫，给它垫在里面。

治疗师：那个泡沫是什么样的呢？

来访者：正好能使那个锅嵌进去，就像当锅买回来的时候那样。

治疗师：噢，一个带型的泡沫，像个模具一样的。那泡沫什么颜色的？

来访者：白的。

治疗师：也是白的，和那个收纳箱是一个颜色？

来访者：那个收纳箱是半透明的，泡沫就是白的。

治疗师：它是不透明的，白的，刚好放一个锅，那个把也能嵌进去。你现在放进去了吗？

来访者：嗯。

治疗师：它现在是比较稳当的，那，现在请你把那个水泥柱子放里面。擦干净的水泥柱子，一半大的，一半小的。你连那些黑石子一起放进去了吗？

来访者：也放进去了。

治疗师：放进之后，你觉得还需要加点什么东西吗？或者需要加个盖子，或者用点什么东西包住，因为我们要移动。

来访者：放点胶水。

治疗师：放点胶水，把它们粘住。什么样的胶水？

来访者：就是透明的胶水。

治疗师：502？

来访者：不用502，就像滴胶，可以成型的那种。

治疗师：有点像松香似的？

来访者：对对对。

治疗师：能把它固定下来，挺好，这个主意挺好。那就是说可以把那个水泥柱的两半，和那些小石子都固定在这个锅上，是吗？

来访者：嗯。

治疗师：那你把它固定好。可以了吗？

来访者：可以了。

治疗师：那你觉得需要加盖子吗？

来访者：（点头）

治疗师：是加锅盖还是收纳箱加个盖子？

来访者：加锅盖，然后再把收纳箱也……上面再放一个那种模具。

治疗师：就是盖的那种模具是吧？

来访者：对，泡沫的。

治疗师：泡沫的，然后和底下那个模具能扣在一起。

来访者：对，把它固定在里面。

治疗师：把锅盖也固定在里面，然后再把那收纳箱盖起来？

来访者：箱子也盖上。

治疗师：可以，挺妥帖的我觉得。那你觉得这个盖上盖子的收纳箱，外面还需要再绑上绳子或者别的什么吗？

来访者：嗯……

治疗师：因为我们是要移动的，那盖子会掉下来吗？

来访者：压个被子吧。

治疗师：压个被子，那你那被子是怎么把它固定上？是绑上？

来访者：绑上。

治疗师：用什么东西绑上呢？

来访者：捆行李箱的绳子。

治疗师：捆行李箱的绳子有两种，一种是彩色的，另一种就是像背带一样。

来访者：彩色的。

治疗师：有一金属的转向的那个东西，是那样的吗？

来访者：有那个。

治疗师：那你把它绑好，用一个打行李箱的彩色的带子，把那已经装好了锅和水泥柱的那个塑料白箱子，绑上被子，是打十字吗？

来访者：不用，就绑中间，横过来绑一道。

治疗师：横过来绑一道。好，你把它绑上。好了吗？

来访者：好了。

（移动置放了象征物的承载物）

治疗师：那现在就是说，在你的面前是一个已经打了包的，用彩虹带子绑好的，从外表看就是一个白色半透明的塑料箱，里边你能看到的是模具，然后里面是一个盖了盖子的锅，锅里是个水泥柱子，两半的，还有一些小石子，对吗？

来访者：嗯。

治疗师：看得很清楚吗？

来访者：能看清。

治疗师：那我们把它移动一下，你试一下。现

在是在眼前，或者你可以坐直一点。现在你把这个
东西放到你眼前 1 米远。到了，看清楚？

来访者：（点头）

治疗师：3 米。

来访者：（点头）

治疗师：回到 1 米。

来访者：（点头）

治疗师：眼前。

来访者：（点头）

治疗师：3 米。

来访者：（点头）

治疗师：你觉得眼前舒服还是 3 米舒服？

来访者：3 米。

治疗师：好，5 米。

来访者：（点头）

治疗师：10。

来访者：（点头）

治疗师：15。

来访者：（点头）

治疗师：10。

来访者：（点头）

治疗师：你觉得这个东西放在哪儿你是最舒服的？

来访者：15。

治疗师：15，好，那就15。

来访者：（点头）

治疗师：20。

来访者：（点头）

治疗师：30。

来访者：（点头）

治疗师：15。

来访者：（点头）

治疗师：你觉得有没有最远距离，就是你看着就剩一个黑点了，大概是多远？

来访者：半个地球吧。

治疗师：半个地球，那换算成公里，坐地日行八万里，那就是四万里，差不多吧？

来访者：嗯。

治疗师：好，我们再移一下，我们现在移到四分之一个地球。

来访者：（点头）

治疗师：移到了四分之一个地球，还能看

到吗？

来访者：能看到还有。

治疗师：能看到，一点点。能看到外面的彩虹带子吗？

来访者：（点头）

治疗师：还有，但是很小的一点点。现在是四分之一个地球那么远，是两万里。那我们现在移到一万里试试，看看大概什么样。移到一万里。不急，慢慢来。

来访者：感觉它比以前更大了。

治疗师：更大了，它现在有多大呢？

来访者：比我大。（哭）

治疗师：比你还大。还是那个白箱子吗？还是变了模样了？

来访者：是一头大象。

治疗师：大象，是白色的大象？那个带子还在上面吗？彩虹带子还在上面吗？

来访者：（摇头）

治疗师：不在了，是一个白色的大象，还是那个箱子的样子吗？

来访者：好像是一个水泥的灰色大象。

治疗师：噢，好像是里面那个水泥柱子跑出来了，变成一个灰色大象，是这样吗？

来访者：（点头）

治疗师：不急，现在是一万米，对不对，那我们再把它放在四分之一个地球那么远，放在两万里，远一倍。

来访者：（点头）

治疗师：现在什么样？

来访者：还是那个样子。

治疗师：还是那个样子，那我们再远一点，三万里。

来访者：（点头）

治疗师：现在什么样？

来访者：一个小红点。

治疗师：一个小红点，小红点应该是彩虹带那个点，对吗？

来访者：（点头）

治疗师：那我们再放到四万里，就是一个黑点了吧？

来访者：一个白点。

治疗师：一个白点，就是小红点变成一个白点，很小。就是你看到三万里的时候是一个红点，然后四万里的时候是一个白点，这两个点一样大吗？

来访者：不一样。

治疗师：红点比白点大一点？

来访者：红点大一点。

治疗师：那就是说，你放到一万里的时候是一个大象；放到三万里的时候是一个红点，大一点；放到四万里的时候是一个白点。现在是一个白点。

来访者：（点头）

治疗师：那你再放到两万里。

来访者：（点头）

治疗师：还是红点吗？

来访者：颜色更多。

治疗师：颜色更多一点，是五颜六色吗？

来访者：彩虹色。

治疗师：还是彩虹色，噢，这颜色更多一点。好，再到三万里。

来访者：（点头）

治疗师：四万里。现在是什么样的？

来访者：像一个激光那样的小光点。

治疗师：激光点，比原来那白点小，然后比白点亮，有一点亮，但是那个白色看不清楚。

　　来访者：像看小星星。

　　治疗师：像看小星星。五万里。

　　来访者：看不见了。

　　治疗师：那东西还有吗？

　　来访者：（摇头）

　　治疗师：还有吗？

　　来访者：看不见了。

　　治疗师：是什么都没有了，前面是亮的还是暗的？

　　来访者：底下是白的，上面是有点海蓝色的，傍晚似的。

　　治疗师：像傍晚似的，你觉得舒服吗？

　　来访者：（点头）

　　治疗师：七万里。……这样呢？

　　来访者：感觉好像去外太空了。

　　治疗师：去外太空了。

　　来访者：飘着。

　　治疗师：很轻松？

　　来访者：（点头）

　　治疗师：那么你觉得，那个白色的塑料箱子，匜着个彩虹带子，你觉得它还在吗？

来访者：（摇头）

治疗师：不在了。你愿意把它移回来吗？

来访者：可以把带子拿回来。

治疗师：可以把带子拿回来，那你就把那带子拿回来。

来访者：好。

治疗师：拿得回那个带子吗？

来访者：飘回来了。

（察看移回的物品）

治疗师：是一个什么样的带子呢？有多长？

来访者：还是原来那个带子。

治疗师：那你愿意这个带子回到眼前呢，还是就放在那儿。

来访者：它在那飘呀飘的，还挺好的。

治疗师：飘得还挺好，那就让它在那儿吧。

来访者：嗯。（点头）

治疗师：慢慢地睁开眼睛。

来访者：（睁眼）

治疗师：现在影响度是几？

来访者：2 到 3 吧。

来访者的反馈： 上台演示之前，我心中想的情绪是焦虑与抑郁的混合物，是深浅不一的灰色一团，感受到的影响度大概在 8 分左右。

三调放松的过程中能很明显地感受到体内的一些浑浊的东西随着呼气排出体外。随后，经过刘老师的提问，我很快便进入了似曾相识的情境中，仿佛我置身于家中，面前是洗碗池，熟悉的感觉突然袭来，开始感到吞咽困难，从喉头到胸口那一条食管像是被水泥糊死了一样，几乎每天晚上在厨房洗碗的时候我都曾经历这样的体验。

那种感受很真实，我几乎能感觉到水泥粗糙的表面刷蹭着我的食道，并不疼但是堵得慌。当刘老师提到将它取出来的时候，我便想象着把它从食管里抽出，但很明显感到了阻力无法抽离，凝固了的水泥在食道里卡得严丝合缝。刘老师耐心地给我提供方法，最终我决定将食道竖直方向切开，因为我想过横着切开，还是取出得很困难。取出的过程很轻松，轻松得超乎了我的想象，切开喉管时并没有出血也没有疼痛，那条水泥柱就直直地向前倒了出来，这个过程结束后我已经感到轻松了一些。象征物便水到渠成地出来了。

那条水泥柱被取出后，在刘老师的提问下它清晰地呈现了我的眼前，一条15厘米左右，喉管粗细，表面粗糙不平，上下面也不平整，里面还内嵌着十几粒黑色小石子的深灰色水泥柱，它是带有温度的，而且十分沉重，我感到它比我的体重还要重一些，大概有50公斤以上。

当选择承载物时，我第一念头便是家中的那个餐桌，但刘老师提醒我到时候移动的话水泥柱可能会滑动不稳，我感到自己转了一下头，锁定了那口炒菜锅。因为都是身边日常很熟悉的东西，所以自己在形成具象的时候很容易而且很生动。那是一口沉重的铁锅，还有一副沉甸甸的玻璃锅盖，锅的底部生了一大块厚厚的锈，把手也断了一半。比水泥柱要沉重很多，大约100公斤左右。

再次做三调放松时，感觉自己放松得更娴熟一些了，放松的速度也快了许多。随后便开始清洗我的象征物，洗的过程很轻松，用自来水龙头的水直接去冲洗它，感觉洗的过程里仿佛能闻到下雨天雨水打湿水泥地面的味道。清洗后，我又想将里面的小石子也全都抠出来，我用螺丝刀将黑色的小石子一颗颗撬出来，就在撬到第5颗左右的时候，水泥柱断开了，断成了一截稍短一些的和一截长一些的两部分。撬完了所有石子后，我感到自己其实是有一丝放松，而且有一些成就感。当清洗承载物时，锅的内部用洗洁精很容易就洗干净了，但用花生酱的刮刀铲锅底的锈时却一直无法铲干净，一股无力和焦躁感油然而生，这时刘老师说没关系可以再想想其他的办法，于是我选择拿一个箱子来装这口锅，感到这样便不会看到那些锈了。

在装象征物的过程中我选择将断成两截的水泥柱和小石子全部装到锅里，并且用透明的滴胶将它们固定在锅中，这样我在移动的过程中就不会听到响动声，不会被打扰。盖上锅盖后我选了有固定形状的两个泡沫板将整个锅夹在中间，然后将泡沫板放在一个乳白色半透明的塑料收纳箱中扣好，在上面压了一床被子，然后用彩虹色的行李箱带子再捆了一圈。回想起这床被子，在之后的移动过程中其实已经不在了，但是我感觉自己打包时加上这床被子是想要保护这条彩虹色的带子，因为移动时箱子的棱角可能会将其磨损。

在前后移动的过程中，我很明显感觉到移动的过程箱子是在地上推拉着的，远离的过程速度很快而且很轻松，但是拉近的过程里感到很吃力且费劲，速度也比较慢。在定最远的距离时，我想着如果到地球的另一边可能就不会再看到它了，也不会再回来了，于是就将距离定到了 1/2 个地球，但当距离从 2 万里缩回到 1 万里时，我再看箱子时发现，这东西突然变得大得惊人，我得仰起头来看，那是一头巨大的浅灰色石象，我突然变得好渺小。那头大象像一座山一样挡着前面的路，几乎膨胀到贴着我的脸，我感到像是箱子里的那条水泥柱幻化成了这头象。当刘老师并没有纠结于这头象，而是将距离再次拉远，拉远后又恢复成了那个箱子。

当距离到 2 万里时，只能看见箱子彩虹色的带子，3 万里时，箱子缩小成了一个小黑点，4 万里时变为了一个小亮点。再当距离超过了 4 万里，到达 5 万里时，我不再看见所有的东西，而且感到那个箱子和里头的东西都不存在了，这时我感到视野里被分开成上下两个部分，上面是天空的深蓝色，下面一半是亮白色，当达到 6 万里时，感觉自己逐渐漂浮起来，四周的景象也宛若太空之中，四周是深深的墨蓝色的星空。这时刘老师询问我是否想让它们回来，那一刻我只想到了那条彩虹色的绑带，我只希望它能回来，于是它向我飘来，像一条可爱的小蛇一样绕在我的身边游来游去，这时我只需要它在这1米左右的距离里陪着我就可以了，不需要贴得太近也不希望它远离。

做完这次移空后，影响度降为2～3，的确感到轻松了许多，在当看到彩虹绑带回来之后我感到快乐与平和。当天晚上在家里处在同样的情景时那种感觉也消退了许多。我在回想整个过程时，感到那口锅上的锈也是某些东西的象征物，也被装载打包移动至消失。

在之后的一天晚上我跟父母因为一个涉及自己发展的事情谈论了很久，在餐桌前我也第一次向父母表达出了自己真实的感受很无助很迷茫，我能真切地感到这一次他们是认真地坐下来，来听我的倾诉，曾经我曾怀疑他们是否爱我，但是我知道他们过去、现在和将来一直都在爱我，从未减少丝毫，我们激烈地争论了，平静地探讨了，当我的泪水迷蒙之后，我再次清晰地看到他们的脸，那时我脑海中突然浮现了那口带锈的锅，那块厚厚的铁锈竟自己剥落了下来。

CHAPTER FORE 第四章　作用机制
FUNCTIONAL
MECHANISMS

　　本章主要阐述移空技术 10 个操作步骤的作用机制，并附了对移空技术治疗关系的说明。移空技术的治疗关系与其他心理治疗技术相比较，有其一定的特殊性，故另做些探讨。

　　以下按移空技术操作过程的 2 个作业阶段和 10 个操作步骤，逐一阐释每一操作步骤中各个环节的心理生理机制。移空技术 10 个操作步骤中的 1 与 6 及 5 与 10 是重复的，故单一的操作步骤只有 8 个；又因为重复的操作步骤是预备性和记录性的，故有针对性的治疗性操作步骤只有 6 个；所以移空技术是一种相对简单、易于掌握的治疗技术。

　　移空技术虽然是一项心理治疗技术，但其作用机制也涉及生理。从东方传统的学术观点看，心理、生理之间并没有绝对界限，二者相互融合。例如现代心理学将意识活动归属于大脑的功能活动，而传统中医则将意识分为神、魂、魄、意、志且分属于五脏，即心藏神、肝藏魂、脾藏意、肺藏魄、肾藏志，故中医的脏腑系统是心身合一的，每一脏腑既有生理功能也有心理功能。移空技术的临床实践也表明，它可以处理一些按现代医学分类归属于生理问题的病症，例如膝关节积液引起的胀闷疼痛、癌症的疼痛等案例。移空技术源于传统中医和修炼学术，不严格区分靶症状的心理、生理归属，这也是它的传统文化特征之一。

1. 静态作业

静态作业是与动态作业相对而言的，指来访者进行想象活动的不同操作状态。静态作业时来访者想象活动的对象静止不动，任务是构建对象，例如想象靶症状的象征物与承载物。动态作业时来访者想象活动的对象动态变化，任务是变革对象，例如想象清洁象征物与承载物、移动安置了象征物的承载物。

就移空技术的治疗进程而言，静态作业是动态作业的准备阶段。静态作业以塑造象征物和承载物的方式提出和确定问题，动态作业以清理、运行象征物和承载物的方式处理和解决问题。区分这两种不同的意识作业状态，有利于治疗师指导来访者时把握治疗进程的不同作业重点。

1.1 三调放松

三调操作包括调身、调息、调心三部分，按身、息、心的顺序依次进行，意在使这三方面有机协调，形成心身统一的整体放松和平静。

三调放松是移空技术的预备性操作，目的是让来访者能够心平气和地提出与面对自己的问题，进入接受咨询和治疗的过程。同时也给治疗师观察来访者自我调控能力的窗口与机会，这对于与来访者共情并建立恰当的治疗关系有重要作用。

1.1.1 调身

要求来访者坐椅子的前三分之一，伸腰直背，正襟危坐。与靠在沙发上相比较，挺直腰身的坐姿不能懒散，需要端正姿态，打起精神，来访者需要平和地调控身心，因而可以稳定其存在感与自我感。

1.1.2 调息

要求来访者只注意呼气，不管吸气。因为吸气兴奋交感神经，呼气兴奋副交感神经，而副交感神经兴奋有利于情绪平静、身体放松，故注意呼气是调息的重点。要求不能吸满或呼尽，是避免形成过度换气，使呼吸节律平稳，呼吸之间的衔接转换自然顺畅。

1.1.3 调心

要求来访者让头脑中的一切念头随呼气排出脑海之外，这是借呼气的外放之势清理思绪，使意识状态归于平静。此项操作的借势很有用，让呼气带走杂念，顺势而为，如同顺水推舟，比单纯用意识排除杂念有效得多。

三调放松直接取自传统气功修炼的预备式，放松心身的效果良好。其实，在其他心理治疗过程中也可以使用此项技术作为接诊来访者的起始方式。先让来访者放松心身，能够平静地面对和提出自己的问题，对于任何心理治疗都不啻是一个良好的开端。

移空技术的 10 个操作步骤中三调放松就占了 2 个，足见它的重要。且在临床的治疗过程中，三调放松还可增加次数。例如当来访者的情绪不稳，或者治疗过程一时卡壳而进行不顺时，都可以加做三调放松，以安定来访者的情绪，也给治疗师提供思考对策和调整治疗节奏的时机。实践表明，不少来访者仅仅做了三调放松，影响度的分值就有明显下降。所以这个步骤虽然只是前奏，却也不无治疗作用。

1.2 确定靶症状

使用移空技术的治疗师不仅需要明确来访者需要解决的问题，而且需要把问题落实在具体的心身症状上。由于移空技术直接处理的是心身症状的象征物，故确定了靶症状才是确定了移空技术需要处理的问题。

临床上许多来访者能够明确地提出一个需要解决的问题，但有些来访者则会提出不止一个问题。原则上，一次移空技术治疗只处理一个问题，即只处理一个靶症状。如还有其他，留待另次治疗处理。

1.2.1 选择症状

移空技术所针对的症状，指负性的主观心身感受，包括情绪与感觉。前者如焦虑、抑郁、沮丧、愤怒等，后者如疼痛、麻木、酸楚、重滞等。可以认为，负性的情绪侧重于心理，负性的感觉侧重于生理。故移空技术可处理的症状不仅是心理的，也可以是生理的。选择靶症状的过程，就是治疗师与来访者共同商议，确定一种需要当下处理的负性情绪或感觉。

作为一种从心理角度切入和干预的治疗技术，移空技术的治疗措施是改变意识状态和认知、感受方式，故以处理负性情绪更为擅长，优于处理负性感觉；即使是处理疼痛之类的负性感觉，也以心理障碍的躯体化症状更为适宜，但并不排斥并非心因性的生理症状。临床实践表明，移空技术可以相当成功地处理某些生理疾患的难治性疼痛。其作用机制在于，移空技术虽然从心理角度切入治疗，但如果能够引导来访者进入具象思维的作业状态，许多生理症状可以迎刃而解。因为具象思维是心身活动，不仅是心理活动。

应当注意，选定靶症状并不是做诊断。移空技术处理的靶症状可以来自不同的精神或生理疾患，并非来自特定的病种。例如，处理的上腹部钝痛既可以是焦虑、抑郁的躯体表征，也可以是消化不良的症状。诊断通常包括对疾病全过程发生发展变化乃至预后的认识，症状则侧重于把握当下的不适。移空技术本身只关注症状，不依据诊断。但临床上治疗师还是应该询问来访者以往是否做过诊断，以便获得更多的信息供参考。

另外，移空技术强调区分负性感受与引起负性感受的生活事件。不少来访者常常抱怨、常常求助于治疗师处理的，往往是引起负性感受的生活事件，而不是负性感受本身。他们常常把自己的负性感受投射于相关的生活事件，把主观感受当作了客观现实的属性。例如，对待考试失利后的沮丧，考生主要是抱怨考题出得过于冷僻、题量太大。来访者的这种主客混淆情况在任何类型的心理治疗过程中都不少见，但由于移空技术直接处理的是负性感受，并不是引起负性感受的生活事件，所以格外强调二者的区分。

1.2.2 测量症状的影响度

选定靶症状后，就需要测量该症状的影响度分值。分值从 0 到 10，0 为无影响，10 为最大影响。分值由来访者给出，来访者认为是几就是几，是来访者对其症状影响的主观感受测评。有些来访者会给出大于 10 的分值，以突出其受影响之大，如此应告知来访者为便于评估和计算，最大值就是 10，可将其当前的感受定为 10。另外，大部分来访者给出的分值都是整数，但有些会给出到小数点后一位，例如 7.3、8.4，这表明来访者的感受比较细腻，可以接受。有些来访者给出的分值是 7 ~ 8 或 8 ~ 9 的区间，可以按给出小数点后一位处理，问其可记为 7 点几或 8 点几。分值采纳小数点后一位已经够用，没必要太精确。如果来访者给出几位小数，表明其或有强迫症倾向。

临床上尽管来访者的主观感受阈值可能不同，但由于移空技术治疗前后两次测量影响度的分值，

移空技术操作手册
　　——一项基于传统文化的心身治疗技术

都由来访者做出，是来访者的自身主观对照，采信标准相同，故可以作为治疗师评估来访者身心困扰程度和疗效的依据。

应注意症状影响度的概念并不是症状的严重程度，而是症状对身心造成的干扰程度。尽管二者有比较密切的相关性，但并不是一回事。例如，年轻女性脸上长了一两个青春痘，就可能对她造成很大困扰，可以给出 7 或 8 的影响度分值，而同样的青春痘长在年长女性或者年轻男性的同样部位，可能就不造成很大困扰，给出的分值可以是 2 或 3。这就是症状的严重程度相似或相同，但症状影响度差别很大的例子。临床上也有症状并无大改善，但影响度大大降低的案例，例如某位来访者的靶症状是肥胖，做一次移空治疗后，肥胖依然，但对肥胖的厌恶分值从 10 降到了 3。

移空技术直接处理的是症状的象征物，评估疗效的标准则是症状的影响度。因为从心理角度而言，症状的影响度才是问题，症状本身则未必。或者可以说，症状的影响度是对症状的态度体验，症状是负性感受，而态度体验是对负性感受之干扰程度的评价。由于症状的严重程度与症状对身心的干扰程度通常呈高度正相关，二者的区分有时并不容易做出。但治疗师应该心中有数，知道移空技术解决问题的关键标志是症状影响度分值的降低，或者说落实于症状影响度分值的降低。

1.2.3 选择症状的量化标准

临床上使用移空技术，通常选择一个影响度分值为 7 以上（含 7）的靶症状处理。临床实践表明，分值较大的靶症状比分值较小的相对容易处理，例如将分值为 8 或 9 的处理为 4 或 5，远较将分值是 2 或 3 的处理为 1 或 2 容易。这或许是因为，分值大的靶症状对身心干扰大，来访者去之心切，治疗时内在的动力大，所以容易取效。此外，分值小的靶症状治疗前后对比也小，例如把分值从 2 降到 1，虽然也降了 50%，但主观感觉的差别可能并不明显，无法与分值 10 降到 5 的差别相提并论。如果没有 7 以上的靶症状，至少也要 5 以上。5 以下的靶症状治疗意义不大。不过，前来就诊的来访者大都会有分值在 7 以上的靶症状，否则未必前来。

移空技术一次治疗通常只处理一个靶症状，但也有例外。几个同类的问题如果分值都不高，可以放在一起处理。例如一位大学生来访者的问题是与两位同寝室的室友有矛盾，靶症状是愤怒和焦虑，影响度分值分别是 3 和 4，加起来是 7，可以同时处理。但如果来访者的问题一个是与寝室同学的矛盾，另一个是考试失利，靶症状也是愤怒和焦虑，分值也是 3 和 4，就不能一起处理，因为两者不是同类问题。为什么只有同类问题可以一起处理？因为不同类的问题会有不同的承载物，移空技术一次只能移动一个承载物。理论上同类问题的象征物可以置放于同一个承载物，而不同类问题的象征物则难以如此。

1.3 存想象征物

移空技术是构建和加工象征性物象的心理治疗技术。将移空技术的靶症状落实为象征物，即引导来访者将靶症状存想为具体事物，是进入治疗阶段的首要环节。所构建的靶症状象征物是否准确鲜明，直接影响移空技术的疗效。

1.3.1 将靶症状表征为具体事物

构建象征物即是将靶症状表达为象征性的具体事物，也就是表达为具有物理属性、可以被移动的物件、物体、物品，例如石头、乌云、铁球、菜刀；

也可以是具有生物属性的动植物，例如蝎子、老虎、枯叶。临床实践表明，几乎人所能想见的事物都可能被作为象征物。但应注意，不宜被装载和移动的事物应该避开，例如高山、沼泽、激流。如遇到此类象征物，需要用其他方法变通处理。此外，由于移空技术的象征物只存在于想象之中，因此不必一定是生活中实际存在的事物。例如一端是铁制、另一端是木制的盒子，报纸做的水壶，等等。想象源于实际，又可以天马行空，不同于实际，比实际更丰富多彩。故靶症状象征物的构建可以超越物理现实，深入心理现实，完全针对心理冲突成形，从而提高解决心理问题的疗效。临床实践表明，能够确切地表达靶症状的象征物，无论其是否实际存在，都是符合要求的象征物。且大凡能够想象现实中不存在事物的来访者，其象征物的准确性大都更高，疗效也大都更好。

构建象征物是一个治疗师与来访者的互动过程，而不是由来访者单独完成的心理作业。在互动过程中，治疗师的作用是启发、引导、探索，即针对和围绕靶症状进行多角度、多方面的提问，激发来访者的联想与想象，使来访者得以用具体事物的形象替代靶症状的概念。例如，将疼痛表达为针刺、火烧；将郁闷表达为石块的压迫。在很大程度上，象征物是治疗师问出来的，治疗师提问的方向与目的，即是让来访者能将表征靶症状的具体事物不假思索地脱口而出，而不是让来访者独自冥思苦想，或者直接询问靶症状像什么。所以，学习和掌握引导象征物的提问技巧是治疗师的必修课。但这个环节没有多少固定的模式，需要经验和磨炼。每位治疗师都需要从案例的积累中逐渐摸索出自己的思路与方法。例如，临床上一个较常用的提问思路是引导来访者将靶症状躯体化，而后询问躯体化症状的具体部位，以及可能引起相应感受的物理因素，从而引导出象征物。假定某位来访者的靶症状是焦虑，询问其躯体化症状是偏头痛，再询问是针扎样痛还是火烧样痛，就得以将那根针或那团火作为象征物了。提问技巧熟练的治疗师，能够针对不同的来访者、不同的靶症状，及时而灵活地创造不同的提问思路，从而顺利地引导出准确的象征物。

1.3.2 象征物的辨析与简化

准确和简明是对象征物的基本要求。临床上来访者主动提出或经治疗师引导出现的象征物是否符合上述要求，需要在象征物构建完成后予以审视。

有些象征物并不能准确地表征靶症状。例如，原则上移空技术的象征物应该是靶症状的象征物，而不是引起靶症状之生活事件的象征物。但不少来访者分不清楚这两者，往往给出的是后者而并非前者，或者是两者的混合，这就需要治疗师有所辨析并妥善处理。临床实践表明，由于靶症状与引起靶症状之生活事件的关系紧密复杂，完全分离清楚这两者时常并不容易，故需要具体情况具体分析，不宜苛求，尤其是对于初次使用移空技术的来访者。再者，构建准确表达靶症状的象征物原则固然至关重要，但包含有生活事件的象征物，甚至仅仅是生活事件的象征物，也并非完全不可用，移空之后也大都会有一定效果。因此在遇到并非是准确表达靶症状的象征物时，治疗师需要斟酌是重新构建象征物，还是继续进行下一步。这里给出的建议是：如果治疗师与来访者对移空技术都不够熟练，不妨继续进行。但治疗师应知晓此次治疗难求显效，并适当降低来访者的疗效预期。

简明就是清晰单一。有些来访者给出的象征物很复杂，包含有多种事物，此时治疗师应指导来访者选择为主者重新构建象征物，其余的留待下一次治疗时处理。例如一位来访者给出的象征物是一团夹杂着许多物体的龙卷风，经询问，那许多物体中最大的是一张桌子，于是就用这张桌子作为象征物继续下一步。在上一节"选择靶症状"中已经说过，移空技术原则上一次只处理一个靶症状，故其落实为象征物时，也应该只是一件具体事物。

1.3.3 对象征物进行深度想象

存想与想象的区别在于深度，存想可以理解为深度想象。构建象征物之初所运用的想象还可以是日常的，也就是形象思维的想象。而对已经构建出来的象征物进行深度想象的环节，就需要将表象水平的象征物加工至物象水平，即从形象思维进入具象思维，也就是超越想象，进入存想。形象思维的意象是表象，具象思维的意象是物象。表象与物象的差别在于意象的清晰和具体程度。例如，清醒时想到母亲的意象是表象，睡眠时梦到的母亲就是物象。表象是回忆已往感知觉的意象，物象是当下感知觉本身的意象。心理学的想象通常唤起表象，而传统修炼技术的存想，要求唤起物象。从表象深入物象是使象征物达到栩栩如生程度的关键。若用思维心理学的术语表达，表象是形象思维的媒介，物象是具象思维的媒介，象征物的构建超越表象、形成物象，就是从形象思维进入具象思维。由于这本操作手册以临床实用性为主，基础理论问题只是在这里简单提一下，感兴趣的读者可另阅专著。

如何能使临床上刚刚与来访者商定的、尚处于表象水平的象征物意象达到物象水平呢？移空技术采用的方法还是提问，但这个环节的提问与构建象征物环节的提问方向不同，是目标明确的诱导性提问，以期在问答过程中使象征物的意象逐渐清晰化、具体化，直至形成栩栩如生的物象。有两类主要的提问方向供治疗师使用：一类是细节诱导性提问，一类是感觉诱导性提问。细节诱导性提问是多角度、多方面询问象征物的细节，例如一只木箱，除了整体的形状颜色、里面外面等问题之外，可以问有没有包角；如果有的话，再问包角是铜的还是铁的，是圆润的还是尖锐的，是新的还是旧的，是否上了漆，是否生了锈，等等。还可以问箱子有没有商标、产地，商标是什么颜色，文字是哪国语言。总之，可问的细节可以多不胜数。通过这样越来越细的提问，可以使整个箱子的形象越来越清晰、越来越具体。感觉诱导性提问是提出涉及多种感官感觉的问题，如视觉的、听觉的、嗅觉的、触觉的、味觉的，至少要提出三种。还以木箱为例，视觉的可问形状、颜色、大小，触觉的可问粗糙还是平滑、凉还是温，嗅觉的可问是否有原木味儿或油漆味儿，等等。通过感觉诱导性提问，唤起多种感官通道的感觉体验，可以使象征物越来越生动、越来越鲜活。

这两类提问的数量理论上可以是无限的，但临床上并不能无限度地问下去。究竟问多少问题，问到什么程度，有赖于治疗师心中对来访者症状及其象征物的理解与评估，即治疗师需要心中有数。当治疗师认为象征物已足以充分表达症状，也足以供之后的治疗过程使用，就可以结束这个环节。

象征物的构建、辨析简化与深度想象过程往往交织在一起，相互促进和完善。这三个环节并没有严格的先后顺序，可以同时或交叉进行。

1.4 存想承载物

有了栩栩如生象征物，还需要有与之匹配、能够置放象征物的承载物。承载物是象征物的容身之所，承载物的出现表明象征物可以被妥善安置，可以脱离来访者而另有去处。承载物又是象征物在后续移动过程中的保障，能使象征物不受其他因素干扰，被准确地加工处理。所以承载物的构建并非可有可无，而是不可或缺。

1.4.1 构建承载物

在心理治疗意义上，承载物是来访者对自身问题的承受、把控能力的象征，具有这些能力是进一步解决问题的前提条件和内在资源。有些来访者构建象征物比较顺利，具体鲜明，但构建承载物很困难，甚至想象不出承载物，这就表明其自身尚不具备解决问题的条件，或者其内在积极的、正向的资源不足。如果用中医的术语表达，那就是这些来访者的"正气"不足。

承载物的出现依然需要治疗师通过有技巧的提问引导，但由于已经有了象征物，承载物的引导通常比较容易，可以顺势而为。例如，象征物的构建完成之后，可以很自然地询问来访者：把它放在哪里合适？并可以解释说，因为下一步骤要移动，为了确保象征物在移动过程中平稳不散落，需要把它放置稳妥，故需要一个适合的容器或其他适合的收纳装置来协助完成移动任务。如此引导能为大部分来访者接受并实行，但有小部分来访者由于"正气"不足的问题，还需要治疗师进一步帮助其发掘内在的资源，才可能构建适当的承载物。具体操作在下一个环节说明。

承载物与象征物一样，也不必一定是实际的现存事物，可以只暂时存在于想象之中。例如只有香烟盒大小的多功能运输工具，能在海陆空和外太空自如飞行。象征物是非现实事物时，承载物大都也是，但也有二者不同的案例。如果象征物很现实，承载物非现实但功能强大，说明这位来访者内在资源丰富且运用灵活。

1.4.2 承载物的辨析、修补与更换

所构建的象征物需要辨析，承载物也一样，目的是确定承载物是否与象征物相匹配。匹配适当的承载物通常在规模（体积、重量、强度等）上大于象征物。临床上见到的不匹配有两种：一种是承载物的规模远远超出了置放象征物的需要，另一种则是其规模不足以置放象征物。如果发现承载物与象征物明显不匹配，特别是后一种不匹配，就需要考虑是否帮助来访者修补或更换承载物。例如，象征物是一块很重的、有几个尖角的石头，承载物是一

个旧的牛皮纸袋。很明显，这个牛皮纸袋无法安放这块有尖角的重石，用它包装一下或许可以，但用它承载象征物进入移动过程，就很容易破损。这就需要引导来访者加固或更换承载物，可告之牛皮纸袋在移动过程中很可能破损，石块会掉出来，询问可否更换为木箱或其他结实一些的包装，以确保移动过程顺利进行。

如上所述，承载物是来访者对其问题的承受、把控能力的象征，来自于其内心的积极资源。如果不匹配是第一种，说明来访者有充分的能力处理自己的问题，有望取得较好的疗效，但有点杀鸡用牛刀，大材小用了，可以略加调整，但用也无妨。除非承载物的规模过于巨大，不便移动，可建议来访者适当缩小规模。后一种不匹配就是来访者"正气"不足的问题，这时需要启发来访者修补或更换承载物，即补其"正气"。例如将上述案例的牛皮纸袋换成木箱或者铁笼。但修补或更换的承载物一定要来访者提出，不能是治疗师给予。治疗师只能启发引导，不能越俎代庖。

1.4.3 对承载物进行深度想象

与对象征物进行深度想象的方法一样（同

1.3.2），仍采用反复细致的细节诱导性、感觉诱导性提问，在治疗师与来访者的交流过程中使承载物逐渐丰满鲜明，从表象发展为物象。

承载物的出现、辨析修换与深度想象过程往往交织在一起，没有严格的先后顺序，可以同时或交叉进行。

1.5 填写记录纸 A

标注和画图都应该由来访者完成，治疗师或他人不应代笔，否则准确度不能保证，也不是第一手资料。如果是远距离通话做移空治疗，有条件的应先传去记录纸，如条件不允许，可嘱来访者自行准备纸笔，完成治疗后寄回记录资料。

填写用签字笔完成较好。不宜用铅笔，其笔迹较易模糊变形，不便保存。

1.5.1 标注影响度分值

嘱来访者将症状影响度分值标注在记录纸 A 的标尺上。如遇有一位小数的情况，可在两格之间填写具体数字。

1.5.2 画出象征物与承载物

要求来访者将问题的象征物和承载物分别画在

记录纸 A 的相应位置上，并标示自己认为最重要的三至五个特征（颜色、重量、气味等）。如果有其他需要说明的问题，可以写在画图旁边。可告知来访者填写记录纸的时间不超过 10 分钟，在此时间范围内，象征物、承载物均画得越细致越好。大部分来访者会在 5 分钟左右完成。

2.动态作业

从移空技术的作业进程来看，动态作业是静态作业的深化、强化、动作化，也就是对静态作业准备的资料进行加工。尽管静态作业也有治疗意义，但移空技术的治疗作用主要体现在动态作业上。

动态作业的加工过程是在存想状态下对象征物和承载物进行干预和变革，主要是对它们进行清洁和移动。由于象征物与承载物表征的是来访者的问题和对问题的承受、把控能力，对它们的干预和变革会直接影响疗效。换言之，这就是移空技术处理和解决问题的方式。

2.1 三调放松

作业内容同静态作业 1。

此项作业内容与静态作业虽然相同，但作用有区别。作为静态作业的第一项，静态作业的三调放松是为了让来访者平静下来，开始进入心理治疗过程，是从日常生活状态到接受心理治疗状态的过渡。这里的三调放松则是在心理治疗过程中，让来访者稍事休息和做好准备，实现从静态作业到动态作业的过渡。

2.2 清洁与置放

2.2.1 分别检查、清洁象征物与承载物

此环节看上去似乎不重要，甚至容易被初学者忽视，但它并非可有可无，而是非常重要。它是引导来访者主动干预、变革象征物与承载物的开始：既是动态操作的练习和预习，又已经在实现出自于来访者主动操作的治疗。不少来访者完成这个操作环节后，影响度的分值就已经大幅下降。

检查就是仔细审视。首先让来访者仔细审视象征物，看看有否杂质与污垢，要求上下左右、边边角角、颠过来倒过去地看。凡发现有不洁之处，均嘱来访者予以细致描述。之后让来访者采用自己认为适合的方式方法，将象征物清理干净。可以使用

任何需要的工具：抹布、毛巾、扫帚，或者喷水枪、净化器，总之干擦湿洗、化学去污，怎样都可以。清理完象征物后，再审视与清理承载物，需要同样认真细致。承载物如果是容器，须要求内外都打扫干净，特别是里面的角落、缝隙。另外，应注意这一环节是分别处理象征物与承载物，先不要将象征物放入承载物。

这一环节的心理治疗意义首先是更为精细地增强象征物的准确性、简明性，以及承载物的匹配性。而让来访者将象征物把握在手中，对其进行初步加工，以去掉附着于上的琐碎枝蔓与污浊，又通过具体的操作行为增强了来访者对问题的主宰和操控能力。对承载物的同样干预，也是使来访者更好地把握和使用自己对问题的处置能力。

在引导来访者清洁象征物、承载物时，无论是用抹布擦、用掸子拂还是用笤帚扫，通常只问用什么工具就够了，语言中应避免使用动词，即不描述也不询问清扫的动作方式，操作由来访者自己完成。动态作业的关键是运行物象，将运行过程交由来访者的潜意识完成较优，如果表述得很清楚，就进入了意识过程，潜意识的创造性将难以发挥。

2.2.2 将象征物置放于承载物

做完清理之后，要将象征物置放于承载物。这是一个具有仪式感的操作步骤，它标志着来访者与其问题的正式分离、其问题已经另有安置，因而是取得疗效的关键环节之一。不少来访者在完成置放之后，如释重负，症状立刻缓解，以至于不想再继续做后续的治疗步骤。在心理治疗意义上，象征物被置放于承载物，意味着问题已经不再属于来访者，不再与主体共存，而是已经被客体化，此过程自然会产生疗效。

有些来访者的象征物在体内，遇此情况，治疗师必须想办法让来访者自然而然地从体内取出象征物并置放于承载物，否则不仅达不成让来访者与其问题分离的效果，也影响后续的移动。最好不动声色地完成分离与安置，例如只询问是否取出来了，是否放好了，而不问取出与安放的过程，让来访者觉得这些都是顺理成章的事情，无须刻意操作。但遇到来访者不知怎样才能取出象征物的时候，治疗师就必须给予协助和引导了。例如可以告诉来访者，采用存想做手术的方式取出象征物，既不会疼痛，也不会伤及身体。具体做法在第三章临床案例中已有表述，此处不赘。总之，治疗师对这一操作环节的重要性应心中有数，务必使其落到实处，使象征物脱离来访者，放入承载物。

然而，仅仅放入还不行，还要确保象征物安放稳定，承载物完全能够受纳象征物。如此尘埃落定，方足以让来访者安心放下问题。例如，如果是一块石头放进木箱，首先需要询问石头是不是完全放进去了，箱子的内在空间是否足够大。得到肯定的回答后，再询问石块周边与箱子之间的缝隙如何处理，是否需要用适当的材料充填，告知如果不适当充填，下一步移动的时候石块可能会在箱子里摇滚冲撞，不能安稳。充填的材料由来访者决定，治疗师可提示使用塑料泡沫、木屑、纸团或其他。注意需要细致地询问充填材料的种种细节，如材质、颜色、重量等，依然要求使之从表象演变成为物象。

2.2.3 锁定或加固置放了象征物的承载物

将象征物放入承载物后，还需要询问是否要从承载物外部锁定或加固。例如加各种锁具，或者用绳索、铁丝、焊接等绑定、加固放入了象征物的承载物。当然，锁具、绳索、铁丝等用品也需要通过细节和感觉诱导性提问而物象化。这个环节是强化来访者承受、把控其问题的能力，来访者的问题与其内在解决问题的资源已经对接，为之后进一步的移空干预做好铺垫和准备。

在以上三个环节中，主要环节是置放，清理和加固是将象征物放入承载物的准备和善后工作，虽然它们是辅助性的，但良好的准备与善后是使主要任务顺利完成的重要保证。

2.3 移动与空境

移动安置了象征物的承载物是移空技术发挥治疗作用的主要环节，移动和到达心理空境是实现治疗目的的两个主要手段。

对移动过程的要求：

①移动过程始终在来访者的正前方与视线平齐的心理视野中进行，纵向往返，没有其他方向。

②移动过程中要求来访者只看到移动物（安置了象征物的承载物），视野中不出现任何其他物体或风景。如有其他事物出现，嘱来访者一律忽视。

③移动过程通常要求来访者闭眼，但如来访者要求，也可以睁眼进行。

④移动的距离是来访者估算的心理距离，可能

与物理距离相距甚远。治疗师应适应、接受来访者给出的心理距离，视为与来访者共情的一种方式。

关于治疗师的移动口令：

①治疗师给出的口令要清晰、果断，不拖泥带水；声音不用很大，但要坚定有力。另外，口令不用动词，只用数量词，如1米、10米、25米；到可见移动后，可以只用数词，量词也可以省略，如20、50、100。数字只用整数，不用小数，除非被移动的物体很小，最远距离不足10米，可以考虑用到小数点后一位，例如3.5米。整数的进位和退位也大都用5、10，很少会按个位进退，如出现11、12、17、18等数字，因为心理距离比较粗略，太细了没有明显差别。

②治疗师的口令发出后，要看到来访者的回应，以确保执行到位。应预先与来访者约定回应的方式，可以选择点头或抬手指。例如告知来访者听到口令，将被移动的物体移到指定米数，并看清楚之后，点头示意。

移动过程按距离远近划分为以下三种。

2.3.1 初始移动

从眼前开始，通常在1～3米的近距离移动。

之所以说是通常，是因为移动的距离要参照被移动物体的大小。如果移动物是一艘装载了象征物的航空母舰，1～3米就需要改为1～3公里。

①嘱来访者存想将移动物放在眼前，停顿片刻，看清楚。

②指令来访者向正前方将移动物移至1米→3米→1米，每次移动之间停顿片刻，然后移回到眼前。如此重复1～2次。移动后可询问来访者的身体感受，如果来访者感觉到移动物从眼前移开时有轻松感，预示可能取得良好疗效。

2.3.2 可见移动

在可见的范围内，向正前方不同距离往返移动。

①先做10余次移动，而后可询问来访者有无最佳距离："在刚刚移动的距离里，有没有一个地方你在那里觉得舒服不想移动了？"

最佳距离是指来访者感受到物体移动至某一距离时，觉得最适合、最舒服，放在那里就可以了。如果有最佳距离，大体说明两种情况：一种是象征物不够准确，并不是完全负性感受的象征，而是掺杂了一些需要保留、不想舍弃的因素；另一种是某些问题不可能彻底解决，需要有所保留，例如亲人之间的冲突关系、考试焦虑等。就考试焦虑而言，如果完全处理到 0，反而有可能考不好，保留一二分焦虑，可更有利于正常或超常发挥。如果是这种情况，最佳距离往往比较远。

如果出现较近的最佳距离，很大的可能是象征物欠准确。此时需要斟酌是否重新构建象征物。但重新构建象征物是推倒重来，治疗师与来访者均会有挫折感，且耗费时间，难以在一次治疗时长中完成，故不建议轻易采纳。大多数此种情况可以继续完成移空，但治疗师要心里有数，知道疗效未必很好。

由于最佳距离的问题对象征物有重要的鉴别意义，故必须要询问，不能忽略，仔细跟来访者确定，若有最佳距离，直接接 2.4.2 ～ 2.4.4 之后返回，继续可见移动。

②反复移动约 10 次至能看到移动物的最远距离，其米数可询问来访者确定。例如：3 米→ 10 米→ 30 米→ 20 米→ 50 米→ 100 米（最远距离）。

最远距离是来访者能够看到移动物的最远点，此时应该是一个小点，越过这个距离，移动物就消失了、看不见了，所以它是可见移动和超距移动的转折点，即是移动物从有象到无象的转折点。超出了最远距离，就进入了心理空境，进入了移空技术的下一个治疗环节。

注意一定要求来访者给出清晰的最远距离点位，不能模糊不清、模棱两可，如此方能完成从可见移动到超距移动的转折。可以反复操作一两次以确认。

2.3.3 超距移动

超越最远距离，使移动物消失，消失后的继续移动为超距移动。由于超级移动是看不见的移动，距离感比较不明显，因此移动时要加大移动的单位距离，可以是可见移动的 10 倍，甚至百倍或更多。

例如：100 米（最远距离）→ 500 米→ 1000 米→ 5000 米→ 10000 米。

超距移动的距离理论上可以到无限远，例如可以是 1000 米、10000 米或几十、几百、几万公里。但通常不使用"无限远"或"太空中"之类的表述，因为这类没有确切距离的表述可能反而会使来访者丧失距离感，起不到将距离拉远的作用。超距移动是在看不见物体的状态下移动，意识中并没有物体运动的意象，是在心理空境中移动，因此这时的移动属于无象思维活动。

确认来访者已经看不见任何物体之后，需要问来访者两个问题。一个是：虽然看不见了，感觉装载了象征物的承载物是否还存在？如果回答还存在，就继续做大尺度超距移动，直至回答感觉不到。然后问另一个问题：看不见了，也感觉不到了，心里还惦记它吗？如果来访者回答还惦记，就继续移动，直到说不惦记，再引导其进入空境的体验环节。

第一个问题的心理治疗意义是：如果回答还存在，说明来访者对象征物仍有挂念，其意义仍然如可见移动时的最佳距离一样，表明象征物欠准确或者问题的性质决定不可能彻底解决，但这时来访者牵挂的程度远较最佳距离为小。第二个问题的心理治疗意义也大略相似，如果回答不惦记，表明问题完全放下。如果象征物很准确，是完全需要舍弃的负性感受的象征，两个问题都会给予否定的回答。

2.3.4 空境体验

在 10000 米处停留（1 ~ 3 分钟），嘱来访者体会安静、休息、无念、空。

当来访者进入超距移动，且回答已经看不见移动的物体时，就已经跨入了心理空境的门槛儿，无论感觉或认为象征物、承载物是否存在，是否还惦记。但是，如果感觉还在、也还惦记，则说明心理空境的纯度、品质逊于两个问题均予以否定回答的心理空境，尚未完全到达。

来访者进入心理空境之后，应嘱其在心理空境中停留片刻，体验完全到达心理空境中的感受。心理空境有明显的心理空境治疗作用。完全到达心理空境意味着所有的负性感受消失，到达了没有问题的地方，这正是移空技术的操作性治疗目标。理论上让来访者在心理空境中停留的时间越长越好，但通常未有过空境体验的来访者只能停留很短的时间，从数秒钟到一二分钟，之后脑海中很快就会出现其他事物。要让来访者在停留过程中形成对心理空境感受的身心记忆，特别是身体记忆，例如舒适、放松、愉悦、满足等，以便于需要时再次唤起。在来访者脑海中出现其他事物之前就结束这个体验环节为好，以保持体验的鲜明与准确。

移空技术这个环节所达到的心理空境与传统佛家、道家修炼所达成的空无境界并不相同，可以说是修炼之空无境界的初级阶段，这个阶段的空无境界用于心理治疗处理来访者的负性感受，有良好的效果，但与修炼所要达成的终极空无境界还相距甚远。

2.4 移回与评估

移动置放了象征物的承载物至心理空境后，治疗师需询问来访者是否要移回它们，这由来访者确定。如需要移回，操作进入 2.4.1；如无需移回，则评估疗效，直接进入 2.4.4。

2.4.1 移回承载物

按超距移动、可见移动、初始移动的顺序及移动尺度回移，但可以减少移动和往返的次数。例如从 10000 米处移回承载物：10000 米 → 1000 米 → 100 米 → 500 米 → 100 米 → 20 米 → 10 米 → 3 米 → 10 米 → 3 米 → 1 米 → 眼前。

移回后依象征物、承载物的变化评估疗效。先看承载物的变化，再看象征物的变化。

2.4.2 察看承载物

嘱来访者仔细察看眼前移回的承载物，外观有何变化，例如大小、轻重、颜色、形状、材质、新旧等变化；要求给予具体描述。最常见的变化是承载物变小变旧，其心理治疗意义，应该是问题解决后，为解决该问题所调动的内在资源也完成了使命，正在逐渐消退。

2.4.3 察看象征物

嘱来访者开启承载物，仔细察看其中的象征物有何变化，例如大小、轻重、形态、性质等变化；要求给予具体描述。常见的变化及其心理治疗意义有以下几种：

①规模缩减：例如象征物的体积缩小、重量减轻、形状坍塌。表示靶症状已经部分缓解。

②变为他物：例如石块变木块、铁砂变黄沙。表示靶症状的性质有所改变。

③完全空了：里面什么都没有了。表示靶症状已经消失，属临床治愈。

2.4.4 询问来访者的身心感受

询问来访者的身心感受包括询问病患部位的感觉变化、整体情绪变化、对问题认识和态度的变化等；要求给予具体描述，以检验和落实象征性治疗对于靶症状及其心身感受的实效。

2.4.5 再次测量症状的影响度

同静态作业 1.2.2。

2.5 填写记录纸 B

记录纸 B 由来访者与治疗师共同填写。治疗师填写的部分通常在治疗结束后完成。

2.5.1 标注影响度分值

同静态作业 1.5.1。记录纸 B 的影响度分值标尺所增加的 "+"，出自于一次治疗实践。那是一次集体移空，做完后一位来访者给出了 +2 的分值。从那以后，记录纸 B 的标尺就向左延长，增加了 "+" 的标识。

2.5.2 画出象征物与承载物

同静态作业 1.5.2。

2.5.3 治疗师填写个性化事件

主要内容是记录治疗过程中出现的个性化事件。也可以记下治疗此个案的心得体会。这类有感而发的随想大都具有启发性，有保存价值，不及时记录下来会很快忘记。

附：移空技术的治疗关系

移空技术的治疗关系相对宽松。由于是象征性治疗，不直面隐私，来访者对治疗过程的阻抗小，与治疗师结成治疗联盟相对容易。此外，在移空技术的治疗过程中，象征物、承载物的构建及其移动都相对客体化，都是治疗师与来访者的共同工作目标，这也使来访者与治疗师的互动合作关系比较容易形成。

移空技术的治疗关系有些与众不同的是可以很轻松，无须一脸严肃。象征物、承载物的静态或动态存想过程都可以由治疗师与来访者共同商讨，处理得当时，就像是二人一起玩电子游戏升级打怪一样，甚至可以嘻嘻哈哈。有时确实能做到"玩儿着就把病治了"（一位来访者语）。

CHAPTER FIVE
OVERSEA INFLUENCE

第五章　**海外传播**

　　本章的作者是国际催眠学会主席 Bernhard Trenkle
（本哈德·特林克勒）先生。很明显，他的行文与前几
章风格迥异，体例有别，对移空技术的解释和应用也有
不同的学术视角。这一章是他用英语写给我的，我在翻
译成汉语的过程中尽量保持原貌，只在段落的划分、语
句的排列上略做调整。我很乐意保留不同的学术观点，
尽管移空技术的根基是中国传统文化，但欧洲式的解读
与发挥也饶有趣味。能在移空技术的海外传播中窥见东
西方两种文化的相互交融与补充，无论对我对他还是对
广大读者，都是良好的学习与提高机会。正如 Bernhard
Trenkle 先生所说，移空技术在欧洲的知名"是不同的
文化世界怎样能合乎理想地相互接触和丰富的良好例
证"。

Bernhard Trenkle 先生所使用的是最初尚未更名的移空技术，那时的名称是"移箱技术"，在他的行文中，称这一技术为"中国箱子"。

移空技术操作手册
——一项基于传统文化的心身治疗技术

中国箱子在德国和欧洲

Bernhard Trenkle

2008 年，我作为教师应邀参加了第一期中国心理咨询师培训项目。该项目先后获得了北京大学、德中心理治疗研究院（DCAP）和德国 Milton Erickson 临床催眠学会的三方认证。

该项目的参加者来自中国各地，其中就有北京中医药大学气功教验室主任刘天君教授。一天晚上，我的工作坊结束后，刘教授做了一次临时增加的讲座，随后向全班演示了他的一项技术。我以参与者的身份出席讲座，有人为我做翻译。刘教授解释说，这是一种古老的中国传统心理调节技术，过去用于准备心身修炼。任何人如果感觉到了来自工作和家庭的负担和烦恼，忐忑不安，就可以使用这项技术为修炼心身做准备。在西方心理治疗师们的影响下，他意识到这项技术可以用于心理治疗。接下来，刘教授在全班对这一技术进行的现场演示，使我进入了此生最深刻的恍惚状态之一。虽然现场的翻译并不很专业，但我还是陷入了如此深入的恍惚状态。

回到德国后，我也开始对我的来访者使用这项技术，包括有睡眠障碍或慢性疼痛的来访者。我没有刘教授这项技术的文字记录，使用这项技术全凭记忆。6年后，在中国的一个工作坊上，我再次观察到刘教授是如何使用这项技术的，与我的使用有所不同。在我看来，这项中国技术越来越多地与西方的想象技术相辅相成，或许我已经比中国同行更像中国人了。在此我将概述这项我在欧洲使用了很长时间的技术，反思这项技术在中国与欧洲的相似点和不同点，或许很有意趣。

刘天君移箱技术的 Bernhard Trenkle 版本

　　请放松地坐下，保持舒适开放的姿势 / 双眼注视面前 1 米左右的地面，专注于那里的一个点 / 然后慢慢闭上眼睛 / 想象此时在这一点上，在你面前 1 米远的地方，有一个箱子或盒子 / 这箱子的大小适度，可以放进所有困扰你的东西 / 可以是木箱或金属箱 / 可以是简单的箱子，也可以是精致一些的 / 例如可以是一个带金属装饰的木箱 / 你可以自己选择 / 可以是一个更大或更小的箱子，大到可以装许多东西……

看着这只箱子，箱子盖打开了/把那些你抱怨的、烦恼的，伤害你而你无法摆脱的东西/你一直想要解决掉的、在某种意义上象征着你痛苦的东西放进去/可以放真实的东西，甚至人/或者这些东西的符号、照片、文件/或者任何你觉得适合的东西……

然后小心地合上箱子，上锁/你可以自己选择一把锁/可以是一把有大尺寸钥匙的古代锁，与一个古老的箱子相配/也可以是现代的密码锁，或者是一把安全锁/锁好箱子，要锁牢，使它在任何情况下都安全，并保管好钥匙/你知道这把锁的钥匙放在哪里/平静、从容地看着这只箱子/那些困扰你、伤害你的东西就在里面/它们就在里面/看着这只箱子——它已经安全地被锁住了……

突然，这箱子不再位于1米远的地方，而是到了3米远/看着这只箱子，3米远/然后它又回到了1米远的地方/然后是5米/突然到了30米远/现在看起来有些不同了/30/15/50/70/30/80/50/100

不管你选择这只箱子的时候它有多大，现在它看起来肯定很小了，因为有100米之遥……你平静、从容地坐在那里，看着这只箱子/100、50、30、70、

20、10、30、15、5、10、3，再回到 1 米远的地方……

　　你可以打开箱子，用钥匙或密码打开箱子 / 打开盖子，快速看一眼里面，看看现在是什么样子 / 在你再次合上箱子之前，再快速往箱子里看一眼 / 合上箱子，锁好。平静地看着它待在 1 米远的地方 / 然后 3 米 /5、15、10、50、30、100 米 /250 米，也许你看不到它了，你只知道它在那里 /100、500、200、1000、500 米 /2 公里、1 公里、5 公里、3 公里、10 公里……

　　你知道它存在于那里的某个地方 / 而你就在那里，没有愿望，没有兴趣，没有需要 / 你只是在那里，在那里，就在那里……

　　我后来询问来访者，当他们再次迅速打开并检查时，在箱子里看到了什么，在德国和中国答案相似：箱子是空的。且在中国和德国都发生过多次的现象是，箱子里有一束鲜花取代了问题。通常情况下问题变得更小、更平展，排序和分类更好、威胁性更小。有些人还说，问题变得相当不清楚和模糊，不能再清楚地看到它们。

　　我们离箱子有多远？根据我的记忆，刘教授是带着箱子进入宇宙的，所以字面上是"空"。这对我来说似乎是一个很好的主意，冥想和寻找内心深处的平静。然而，有了心理问题，假定把这些问题带到太空中而不再与它们有任何联系，似乎是不现实的。我已经从德国和中国的来访者那里得到了这样的反馈。从这个角度出发，我把心理问题的箱子设定在 5 公里或 10 公里远的范围。

眼球运动

当我在 2008 年也可能是 2009 年第一次体验刘教授的技术时，我惊讶地发现我的眼睛随着箱子移动。我知道我们在梦中有快速的眼球运动，眼球运动被用于创伤治疗的过程中，比如 EMDR（Movement Desensitization and Reprocessing 眼球运动脱敏和再处理）和 EMI（Eye Movement Integration 眼动整合）。那一刻我心想："我明白了，中国人在几个世纪前就开始在治疗过程中使用眼动了。"

自 20 世纪 80 年代末以来，美国发展了两种创伤治疗技术。它们是 Francine Shapiro（弗朗辛·夏皮罗）创立的 EMDR 和 Steve（史蒂夫）与 Connirae Andreas（康尼莱·安德列亚斯）创立的 EMI。这两种技术都是在NLP（Neuro Linguistic Program神经语言学）背景中发展起来的，起初是观察到了认知过程和眼球运动之间存在联系。关于这个主题的研究有很多，多年来已经有不少会议和报告。例如1982年，在德国莱比锡召开过欧洲眼动与认知心理学大会。

几十年后，一本非常全面的《牛津眼动手册》问世了。不幸的是，这些研究人员完全不感兴趣与我们临床医生建立联系。在这本1000多页的牛津手册中，"创伤、EMDR、EMI"这几个关键词完全找不到。2014年，我是德国一个有1500人参加的大型研讨会的联合组织者之一，我们邀请了治疗师、科学家、大脑研究人员来讨论这个问题：在这种方法中，什么是真正起效的因素？临床经验很快就使怀疑论者相信，即使是长期慢性创伤的来访者，这些程序对某些症状，如创伤期间的闪回，通常也会出奇地有效。但即使是2014年的这次会议，最终也没能给出一个真正令人满意的答案：什么因素在起作用？为什么？一位经验丰富的EMDR老师和催眠师Susanne Leutner（苏珊·勒特纳）写到这个技巧时说："这种疗法是怎么发挥作用的？"

EMDR 效应的理论

通过 EMDR，当来访者的眼睛随着治疗师向右和向左移动的手指转动，其他的双边刺激（轻敲，声调）也可以配合，来访者会以影像或过电影的方式回忆起压力事件，连同其心理上、情感上和生理上的感受。这种刺激支持大脑激活其自愈能力去处理压力记忆。

这就是所谓的 AIP（Adaptive Information Processing 自适应信息处理）模式：神经网络持续存储信息，构建人们未来的行动。在创伤压力，也包括与拒绝、羞耻或失败相关的日常压力事件影响下，这些信息没有得到适当的处理。与此类事件相关的神经生理信息被分离并单独存储，并可能在任何时候不由自主地被触发。疼痛、焦虑、自卑等症状是信息处理混乱的结果而非原因。

储存在身体、生理、情感和思想中未经处理的压力事件信息，扰乱了内在的平衡。而被重新激活的自愈能力和 EMDR 的联想效应有助于检索和处理它们，将它们转化为与言语相关的叙事记忆。干扰当下运行的记忆可以连接记忆碎片，而借助情景记忆，有助于修饰意识信息。通过这种方式，情感和认知重组得以实现，内在意象和身体感觉被用作有益改变的基础，信赖自我疗愈过程的专注力得到提升，自我调节和行动能力得到恢复。

EMI 眼动整合

EMI 与 EMDR 相似。但 EMI 使用了更多不同的眼动模式，而且眼动比 EMDR 慢。在下面的图表中，你可以看到 EMI 治疗师使用的眼动模式。

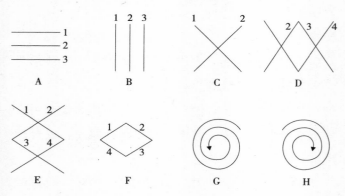

现在 EMDR 主要使用水平眼动，就像上图中的 A2，有时还使用 C1 或 C2。如果你观察自己在做刘天君的空箱子技术时，你会发现你的眼睛在沿着 B2 线移动。

在过去的 10 年里，我一直在我的治疗和咨询实践中使用刘教授的技术，并在我的工作坊和研讨会上教授它。

案例研究 1

一位 50 岁的女性来访者，有严重的腰背痛。她的椎间盘有问题，如果可能，她想避免手术。除了骨科的整形治疗外，她还定期做按摩，并寻求我的帮助来减轻疼痛。这位来访者有诸多职业和私人事务的烦扰，负担太重了。她有自己的公司，为了照顾生意，不得不经常出差。她 80 岁的父母和她住在同一个镇。她的父母是特殊的额外负担，母亲得了晚期癌症，父亲有痴呆症状。但是父母不想去养老院，想要独立生活，强调自己的力量和独立性。他们继续像对待孩子一样对待女儿，表现得像坚强的父母。

病人学习自我催眠和各种技巧来干预她的疼痛。其中的一项就是来自中国的箱子技术。一段时间后，我问她在催眠期间使用箱子技术有什么感受。令人惊讶的是，她告诉我她把父母放进了箱子。在她打开箱子检查时，父母坐在箱子的角落里，显得又小又害羞。父母看着她，好像在求助。他们双手合十，乞求帮助。这位来访者补充说："那一刻我意识到他们是多么衰老，多么虚弱，多么需要帮助。我确定需要马上做出必要的决断，不能再让父母决定了。"随后，来访者做出了必要的决断，父母同意了，来访者得以释怀。

案例研究 2

一位母亲将她 9 岁的女儿转到我这里。她被怀疑是脑膜炎，并有与医生打交道的创伤性经历。例如，因为疑似脑膜炎，她不得不接受腰椎穿刺。穿刺时她被扎了好几次，而医生对她的反应不敏感。在描述这一情形时，女孩几乎说不出话来，眼里含着泪水，可以看出并感觉到这一经历给她带来了多大的创伤。从那以后，女孩对验血非常焦虑，表现得歇斯底里。这位自己学医的母亲说，在这种情况下，她对女儿没有任何影响，有些时候甚至不认为这是自己的女儿。这位母亲去了大学城的弥尔顿埃里克森学院（Milton Erickson Institute），从那里又被转到我的研究所。这个案例让该学院感受到了压力，由于孩子的症状很严重，没有人愿意承担责任，即使在我的团队中，两位儿童治疗师都不相信他们可以治疗这些症状。我为这个 9 岁的女孩感到难过，想尽力帮助她。我知道我不是儿童催眠治疗师，但我也时常和孩子们一起工作。我试着从文献和我有限的儿童治疗经验中总结出一些可能对女孩有帮助的技巧，其中之一就是我从牙医那里学到的拇指电视技术。

拇指电视技术

牙医对一个孩子说："你能在你的眼前握起你的手，让拇指的指甲看起来像一个小电视屏吗？你最喜欢的电影是什么？打开小电视，告诉我电影里发生了什么。随后孩子将注意力集中在他／她的"电视"上，讲述电影中发生的事情。牙医就会说："现在继续看，张开你的嘴。我先看看你的牙齿，然后你再告诉我电影进展如何。"

拇指电视技术结合 EMDR

我记得一个 8 岁男孩尿床。我试了所有的方法都没能改变他尿床的习惯。在一次和他母亲的谈话中，我得到了一个重要的线索：母亲说那孩子总是做同样的噩梦，总是看到一只可怕的怪物，而且怕得要死。他现在会在晚上醒来，也许是因为害怕这个怪物，他宁愿蒙在毯子下面再次入睡，然后有时就尿床了。我感谢她给了我这个重要的线索。

在接下来的治疗过程中，我问这个男孩是否能看到怪物并描述它。他能够详细地描述那个怪物。然后我对他说："瞧，如果你像这样把手放在眼前，让拇指甲盖看起来像个小电视屏，你能打开电视看到怪物吗？"他立刻就做到了。于是我对他说："有个窍门，知道这个窍门的人并不多哦。如果你现在坚定地盯着怪物的眼睛，总是坚定地盯着，然后让电视快速地从右到左，再快速地从左到右，再快速地从右到左，做的时候你一直盯着怪物的眼睛——这没有怪物能受得了"。如此让他做了一段时间。这是拇指电视技术和 EMDR 的结合。结果噩梦完全消失了，再也没有出现过。目前还不清楚这是否与"没有怪物能忍受得了"的说法有关系，或者可能是盯着怪物时快速的眼球运动起作用？或者是这两个因素的组合？

我尝试着以同样的方式组合一些技巧，希望能帮到这个女孩。但是这个女孩不太合作，实际上我的任何技术她都不想参与。她让我知道这些对她来说太"幼稚"了。如此，我很快就消耗完了我有限的儿童治疗的知识，有点后悔参与了这个冒险。

而后我开始告诉她，有些时候我在中国教授那里的医生和心理学家，会了解到当身体不好的时候中国人会怎么做。我问她是否有兴趣知道像她这样的人遇到这样的问题时，中国人会怎么做？令我惊讶的是，她很感兴趣。她居然闭着眼睛高度集中地作业了30分钟。我从来没有见过一个9岁的孩子闭着眼睛做一个题目，儿童催眠治疗通常与游戏治疗结合在一起，孩子们每只手上都拿着一个手偶，让这些手偶互相交谈，闭着眼睛发呆在儿童中是罕见的。

如前所述，我从刘教授的经典技术入手，但在第二步中，我用类似EMDR的技术扩展了这项技术，在这个过程中加入了眼球运动。在治疗过程开始时，我让她在0～10的范围内评估穿刺的问题有多严重，10是最差，0是"我不在乎它"，她说是8。在第一轮的经典箱子技巧练习后，我问她现在是几，她说还是8。然后我把EMDR技术和轻敲打技术结合进来。轻敲打技术可以理解为穴位按压技术。

刘的技术结合 EMDR 技术（Bernhard Trenkle）

坐好，放松，视线落在面前约 1 米远的地上 / 闭上你的眼睛 / 你可以想象在你 1 米远的前方有一个大箱子，它可以是木头或金属做的，看上去很简洁，像是件艺术品 / 打开箱子，把那些对你来说是太多的、让你烦恼的、让你负担过重的、正在打搅的事情都放进去……可以真实的，也可以是象征物 / 小心地合上箱子，并看到一把锁。小心锁好箱子，保管好钥匙。你可以放松地坐着，看着箱子。所有的东西都安全地锁在箱子里。你放松地关注箱子。

突然箱子出现在 3 米远的距离上，接着 5 米，然后又在 1 米、3 米、10 米、5 米、30 米，接着在 10 米、50 米、30 米、100 米、50 米、100 米、30 米、50 米、10 米、20 米、5 米、3 米、5 米、1 米。

你可以再次打开箱子，看看箱子里有什么，现在看起来有些事物改变了……然后再安全地合上箱子 /1 米、3 米、5 米、3、10、5、30、50、20、100、80。

然后按经典方法将箱子放在 10 公里的地方 / 从

那里，箱子再回到100米／在80～100米的距离，箱子被放在一节大火车模型上……火车停在弧形的轨道上。

现在你努力盯住这个箱子，让箱子快速地来回移动，从中间到最右边，然后从中间到最左边……头部不动，朝向中间……只是眼睛跟着箱子动……从左到右，从右到左……火车载着箱子很快地来回飞驰……你可以用遥控器操纵它，火车载着箱子非常快地转向最左边，火车载着箱子非常快地转向最右边，一遍又一遍，非常快地转向右边，非常快地转向左边，视线盯住箱子／在下一次让箱子来回移动之前，你可以休息一下……

你现在还可以用眼球运动控制箱子，眼睛运动到最右边时能够把箱子和火车神奇地快速右移，然后向左，再向右，就像是在操作一个目光触摸屏，眼球运动带着箱子快速向右，然后又快速向左。

再休息一会儿／然后火车可以快速自动地来回行驶……向右冲到一个弹性缓冲器停下，发出咔嗒咔嗒的噪音，并立即驶向相反的方向……你可以听见又在缓冲器前停下的噪音，再飞快地驶向另一个方向，总是来回，左到右，右到左／再休息片刻。

然后，你两个食指下面有传感器。如果你用右手食指轻敲你的右大腿，火车就会迅速向右移动，如果你用左手食指轻敲你的左大腿，火车就会向左移动……现在你可以轻敲左右大腿，看到车厢在左右、右左地移动／再休息一会儿，箱子可以停在中间。

箱子到达了 80、50、30、50、20、10、5、30、5、3、5、1 米，又自行返回……你可以决定是否要打开箱子看看。

有趣的是，可以看到女孩在拍大腿时不由自主地交叉双臂，右手敲左大腿，左手敲右大腿的"敲击变奏"。我问那个女孩："你再想一下被穿刺的情况，在 10 ～ 0 的范围内是几？"女孩说："4。"母亲看得津津有味，连忙问道："我们下次约什么时候？"让母亲和我都感到惊讶的是，女孩说："我不需要再预约了，我看了箱子，里面只剩下碎片了。"她可能在箱子里放了个注射器。大约 3 周后，我收到了一个小包裹和一封信（如下）：

亲爱的 Trenkle 先生！

我的梦想成真，多亏了你。我们 2015 年 7 月 5 日去医生那里采血，一切都很好。我没有哭，这是一个奇迹。我从没想过会成功，这真是太好了。没有你，我不可能做到这一点。我该怎么感谢你呢？

非常感谢！

女儿和妈妈

PS：谢谢您为我花费了很长时间。

我画了这幅画。如果你能把它挂在墙上，我会很高兴。

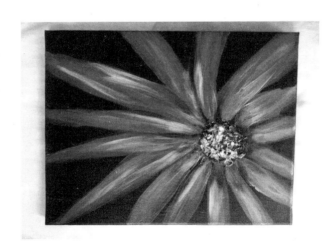

几个月后，我受邀参加在德国举行的儿童和青年精神病学家年会并做主题演讲，那正是我想要展

示这个案例的场合。我问她妈妈是否允许我把她女儿的图画包括在我的演讲中。母亲回信说，如果我展示女儿的图画，她会很自豪。这幅画很有表现力。我和一些研讨会参与者的联想是，她象征性地把腰椎穿刺变成了一种美丽的资源，变成了一朵美丽的花。

考虑到此案例症状的严重程度，令人惊讶的是，使用中国箱子结合 EMDR 技术，仅一个疗程就发生了行为改变。使用这个箱子，令人兴奋和意想不到的过程发生了一次又一次。

案例研究 3

一位同事带来一个督导案例，那是一次有几位同行参加的小组督导。他描述了自己如何在较长时间里一次又一次地帮助一位来访者解决问题。这位来访者无所事事地和父母在一起待在家里，由父母供他生活。他没有去找工作，尽管他可能很容易找到工作。小组成员的非语言回应，是有人觉得治疗师太过努力，或许是因为来访者太过舒适，没有足够的动机去真正改变他的舒适生活。

治疗师已经尝试了中国箱子技术，但不幸的是该技术根本不起作用，所以才带这个案例来督导。当治疗师问来访者箱子是否有什么变化时，被告知没有任何变化，箱子太重了，根本移动不了。当被问及箱子为什么如此沉重时，发现来访者把自己放进了箱子。是的，然后它就太重了，再也动不了了。这位治疗师就问了我一个问题：作为治疗师我能做什么？

这次督导很简短。小组里的每个人都觉得这是来访者行为的象征：他让事情变得很困难，其他人无法让他行动。我的建议是：让来访者把他的问题放进箱子，然后他自己迅速移动这个箱子。治疗师的任务只是给出如何移动箱子的命令。但是来访者必须自己做这项工作。

这些年中国箱子技术在德国已经知名，因为我经常在工作坊和会议上介绍和演示这项技术。它被治疗师、顾问和教练们使用。用西方心理治疗技术延伸和补充刘教授的初始技术，也是不同的文化世界怎样能合乎理想地相互接触和丰富的范例。在案例2中，我把箱子技术和EMDR结合了起来。当然，如果使用EMI图作为进一步变化的基础，你可以用另一种方式移动箱子。

参考文献

［1］Leutner, S. 海德堡讲习班讲义 .2018.

［2］Shapiro, F. 眼动脱敏与再处理（EMDR）疗法：基本原则、方案与程序 .Guilford Publications，2017.

［3］Liversedge.S., Gilchrist.I. & Everling. S. 牛津眼动手册 . PAPERBACKSHOP UK IMPORT2013.1027.

［4］Solomon.R. & Rando.T. A.EMDR 治疗悲伤和哀悼：概念化和临床指南 //《欧洲应用心理学评论》，62（4），231–239. doi: 10.1016 / j.erap.2012.09.002

［5］Oren, E., & Solomon, R.EMDR 疗法：综述其发展和 16 种作用机制 //《欧洲应用心理学评论》17，62（4），197203，2012.

［6］Beaulieu.D. 眼动综合治疗 // 综合临床指南 . Bancyfelin, United Kingdom: Crown House，2003.

［7］Groner, R., & Fraisse, P.（Eds）. 认知与眼球运动 . XXIInd 民主德国莱比锡国际心理学大会 7 月 6–12 日：柏林 . VEB Deutscher Verlag der Wissenschaften, 1982.

APPENDIX 附录

心理空境可以作为心理治疗的目标

刘天君

北京中医药大学，北京

摘要： 中国传统文化和中医的许多调适身心的方法和技巧，经常用到心理空境，甚至把它用作调适的终极手段与目标。心理空境是没有意识内容的意识存在，大体上相当于没有进入认知过程的意识存在。心理空境提供了一个可以疗愈各种心理障碍、放下各种心理问题的心理空间。移空技术是一项以引导心理空境为目标的心身治疗技术。移空技术为心理空境的达成提供了切实、清晰和迅捷的可操作性，使传统文化中需要通过长期心身修炼才能达成的境界，得以应用于现代心理治疗。

关键词： 传统文化；心理空境；心理治疗；移空技术

与中国传统文化中的心理学思想相比较，西方各流派的心理治疗，大都是在"有"上下工夫，而中国传统的治疗技术既有"有"也有"无"。这里"有"的意思是指从一种具体的心境转到另一种，或者用一种克服另一种，例如从消极的转为积极的，用正性的克服负性的。而"无"的意思是指非负非正、非积极非消极的心境，也就是心理空境。

1. 心理空境的古今表述

或许佛家禅宗六祖惠能的那首著名偈子"菩提本无树，明镜亦非台，本来无一物，何处惹尘埃"，可以看作是对心理空境的最佳表述，将空无一物的心境表达得栩栩如生。而儒家王阳明四句教的首句"无善无恶心之体"，与惠能的偈子是同一个意思，只是更简洁直白一些。道家老子的"无，名天地之始；有，名万物之母。故常无，欲以观其妙；常有，欲以观其徼"，则对比了"有"和"无"两种心境的不同功用。可见佛道儒三家均认可和推崇"无"的心境。中国传统文化和中医的许多调适身心的方法和技巧，经常用到心理空境，甚至把它用作调适的终极手段与目标。[3]

用现代心理学的语言表达，心理空境是没有意识内容的意识存在，大体上相当于没有进入认知过程的意识存在，也就是意识停止工作的空白状态。[1]如果用英语表达，心理空境即是意识的 being 状态，而不是 doing 状态。

心理空境在西方心理学里少有提及，从根源上看，这与西方心理学对人格的认识有直接关系。中国传统文化中的心理学思想对人格的认识包括生物、社会、宇宙三个层次，而西方心理学只有生物、社会两个层次，例如，自我实现就是人格的生物和社会价值的实现。心理空境对应的是宇宙层次的人格存在，既然西方心理学对人格的认识缺少这一层次，对心理空境鲜有提及也就顺理成章了。

2.心理空境的治疗意义

从心理治疗角度讨论心理空境，是因为这个心境对多种心身症状有良好的治疗作用。在临床上引导来访者到达心理空境，提供了一个可以疗愈各种心理障碍、放下各种心理问题的心理空间。那里是单纯的空净意识状态，可以看作是没有任何问题的地方。且那里不假外求，就在来访者自己的心境之中，所以是每位来访者自己都可以利用的无尽资源，故难能可贵。

这里特别要说明的是，来访者到达自己的心理空境解决问题，并不是启用了自己的防御机制，例如不是否认、压抑、投射、逃避、转移、替代或升华，其问题并没有被排斥或修饰，而是直接被接纳、包容、消化和吸收。心理空境是一个无限宽阔的心理空间，治疗师引导来访者到达这个没有问题的地方，并未直接处理问题，而是把问题放到了更为广阔的背景之中，让它自然消亡。就好像一勺盐放在一杯水里，水会很咸，而放在一缸水里就很淡了，如果放在一个湖泊里，根本就感觉不到咸味儿了。心理空境无限广阔，而且人人具备，理论上任何问题放入其中都会消失得无影无踪。所以这是一个非对抗性的、创造性的解决问题的办法，也是最彻底的解决办法，体现了中国古人的智慧。

从现代科学研究的角度探讨心理空境的治疗意义，只谈理论不够有说服力，还应该检阅相关的疗效数据。以下简述两份关于移空技术的疗效研究报告。移空技术是一项以引导心理空境为目标的心身治疗技术。

2020年10月发表在《心理咨询理论与实践》杂志上的《简化移空技术参与新冠疫情心理援助的真实世界研究报告》收到案例127份。研究结果：除去影响度（指需要处理的靶症状对来访者的消极影响程度，下同）信息完全缺失者 21 人，影响度的移空咨询前测平均分为 8.08，后测平均分为 2.51，统计检验表明影响度后测得分显著低于前测得分。127 例中，临床痊愈 20 人，占 15.7%，显效 68 人，占 53.5%，有效 15 人，占 11.8%，无效 3 人，占 2.3%，信息缺失 21 人，占 16.5%。[4]

从 2020 年 9 月到 2021 年 3 月，在中国科学院心理研究所应急攻关项目《新冠疫情创伤疗愈本土化心身支持公益项目》（EOCX331008）的实施过程中，对 178 个应用移空技术进行创伤疗愈的案例，进行了影响度的移空咨询前测、即时后测和一周随访，并对数据做了单因素重复测量方差分析。影响度前测 Mean=7.707，即时后测 Mean=2.175，一周随访 Mean=2.896。可以看出，就总体而言，移空技术疗效显著、能保持、略有衰减。在 178 例中比较丧亲组与非丧亲组移空咨询的疗效，除外是否丧亲不确定的 22 例，对丧亲组（27 例）与非丧亲组（129 例）的移空咨询结果：丧亲组咨询前的影响度（Mean=7.39）比咨询后（Mean=2.39）的和随访后（Mean=2.35）的显著高。但咨询后和随访的影响度之间则不存在显著的差异性。在非丧亲组，咨询前的影响度（Mean=7.77）比咨询后（Mean=2.13）的和随访后（Mean=3.01）的显著高；咨询后的影响度比随访的影响度显著低（$t=-4.446$）。可见移空技术咨询对丧亲组的疗效更稳定。

这两份研究报告都是"移空技术疗效真实世界研究"总课题的一部分，目前该项研究数据库已收集千余份案例，并将持续收集和进行分析，故关于心理空境在心理治疗中疗效的科学评估，也会不断问世。

3. 心理空境的达成途径

移空技术提供了一种包括 10 个步骤的结构性心理操作程序，可以有效地引导来访者达到心理空境。10 个步骤这里就不一一介绍了，其要点是指导来访者进行深度想象，在心身放松的条件下，让来访者将需要处理的心身症状象征性物化，再将物化的象征物放入与其相匹配的承载物，而后在正前方的心理距离上来回移动它们，使它们渐行渐远，当它们消失在看不见的远方时，心理空境就出现了。[2]因此，移空技术的心理空境是通过心理距离的变化创造出来的。换言之，移空技术为心理空境的达成提供了切实、清晰和迅捷的可操作性，使传统文化中需要通过长期心身修炼才能达成的境界，得以应用于现代心理治疗。

移空技术的10个操作步骤都比较简单，初学者通常经过两天工作坊的培训就可以上手。且由于移空技术的基础理论和操作技能主要来自中国传统文化，所以学习该技术并不需要掌握大量的西方心理学知识。这对于大部分现代心理学人而言，可以说起步的门槛较低。然而，要想在临床上纯熟地运用移空技术，则需要比较深入地了解和掌握传统文化的心理学思想，这对于现代的心理学人来说，似乎又并不容易。

此外，如同学习任何一种心理治疗技术一样，掌握理论知识，积累临床经验，提交临床案例，参加案例督导，遵守咨询伦理等也都在所必须。

4. 传统智慧的继承发扬

应用心理空境来解决心理问题，是中国古人的智慧，有数千年的发展历史。现在虽然已经进入了21世纪，继续发掘和发扬传统文化的宝藏和精华，仍然十分必要。中华传统文化许多深邃的心理学思

想是现代心理学尚未触及到的，许多西方心理学家也在不断地探索，我们心理学界当然应该更加努力，没有理由也不应该落在后面。中华传统文化处理心身问题的方法很多，例如情志相克、移精变气、意守存想等，应用心理空境只是其中之一。向传统文化学习，发掘其中独到的、独具特色的处理心身问题的方法和技术，其实大有可为。

习近平主席指出："要加强对中华优秀传统文化的挖掘和阐发，使中华民族最基本的文化基因与当代文化相适应、与现代社会相协调，把跨越时空、超越国界、富有永恒魅力、具有当代价值的文化精神弘扬起来。要推动中华文明创造性转化、创新性发展，激活其生命力，让中华文明同各国人民创造的多彩文明一道，为人类提供正确精神指引。要围绕我国和世界发展面临的重大问题，着力提出能够体现中国立场、中国智慧、中国价值的理念、主张、方案。"（在哲学社会科学工作座谈会上的讲话，2016 年 5 月 17 日）

习主席的这段话适用于许多领域，包括我们心理学界。中华传统文化中的心理学思想亟待发扬光大，努力发掘其中心理学术的文化基因，使之与当代文化相适应，提出体现中国智慧的心理治疗方法，是我们心理学人弘扬传统文化，提升文化自信，实现民族复兴的责无旁贷的历史使命。

参考文献

[1] 刘天君. 禅定中的思维操作——剖析佛家气功修炼的心理过程 [M]. 北京：人民体育出版社，1994.

[2] 刘天君. 移空技术操作手册：一项本土化心身治疗技术 [M]. 北京：中国中医药出版社，2019.

[3] 刘天君. 当心理咨询遇见传统文化 [M]. 北京：中华书局，2019.

[4] 陈益，王欣，刘天君，等. 简化移空技术参与新冠疫情心理援助的真实世界研究报告 [J]. 心理咨询理论与实践，2020，2（10）：661–676.

具象思维在移空技术中的运用

周文[1]　刘天君[2]

1.南京市心由坊文化传播有限公司，南京；

2.北京中医药大学，北京

摘要：具象思维是个体对其意识中的物象资料进行有目的加工（构建、运演、判别）的操作活动。物象是具象思维的核心。具象思维分低级具象思维和高级具象思维。移空技术中主要用到的是高级具象思维。高级具象思维操作的基本程序包括构建物象和运演物象两大步骤，以及贯穿于这两个步骤始终的判别物象。本文举例说明了高级具象思维的构建物象和运演物象如何运用于移空技术的静态作业与动态作业，以及判别物象如何贯穿于静态作业和动态作业。

关键词：具象思维；移空技术；构建物象；运演物象；判别物象

1.具象思维及其相关概念

1.1 什么是思维

思维是意识主动的、有目的的、凭借主观映象资料而进行的操作活动。思维有三个属性：一是主动性，一是目的性，一是意象性[1]。

1.2 思维的三种形式

根据思维活动中所凭借的映象资料的不同类别，思维划分为三种形式，即抽象思维、形象思维和具象思维，它们所凭借的映象资料分别是概念、表象和物象。概念以词语为标志，表象是对事物的直观感知映象的回忆以及在回忆基础上的加工，物象即对事物的直观感知映象，即感知觉。

1.3 具象思维的操作内容

具象思维是个体对其意识中的物象资料进行有目的加工（构建、运演、判别）的操作活动。物象是具象思维的核心[1]。

具象思维分低级具象思维和高级具象思维。低级具象思维是通过变更客观事物的变化活动而变革物象，高级具象思维是以意识主观变革物象。

高级具象思维操作主要包括构建物象和运演物象两大步骤以及贯穿其中的判别物象，共三个部分[1]。

2. 高级具象思维操作在移空技术中的运用

2.1 具象思维与移空技术

移空技术是由刘天君教授原创的一项本土化心身治疗技术。移空技术秉承与发扬传统中医治神为先的学术思想，以中国古代修炼技术中的存想和入静技术为核心操作内容，由治疗师指导来访者充分运用意识的想象功能，先将所需要解决的心理障碍、心身疾患的症状象征性物化，并放入为其量身打造的承载物，而后在不同的心理距离上反复移动置放了象征物的承载物，使二者在移动的过程中逐渐变化乃至消失，从而缓解或消除症状及其影响的本土化心身治疗技术[2]。

移空技术的核心技术是存想和入静技术，这主要用到的就是具象思维。存想中的意象是具象思维的物象，物象即感知觉本身。入静指逐渐停止思维活动的过程，入静可以视为具象思维的特殊形式，即感知觉为无。下面举例说明高层次具象思维操作的三个主要部分构建物象、运演物象以及判别物象是如何运用在移空技术中的。

2.2 高级具象思维操作的构建物象：构建象征物和承载物

一来访者生活中遇到了一件事情，引起了强烈的内心冲突并前来寻求心理咨询。以下是象征物的引导过程摘录——

咨：你想解决的问题是什么？

访：我感到心里面有强烈的冲突。

咨：这个强烈的冲突感在你身体上是什么样的感觉？

访：感觉胸口部位像是有个东西嵌在里面。

咨：像个什么具体的东西嵌在那呢？比如石块？钩子？还是别的？

访：是个铁钩子。

咨：哦，这个铁钩子是什么形状的？

访：像月牙一样的形状。

咨：铁钩有多长？多宽？

访：长有40公分吧，最宽的地方有约20公分。

咨：铁钩有多粗呢？

访：两端细，中间粗，粗的地方有拳头那么粗呢。

咨：铁钩的角是很尖锐还是较圆滑的？

访：铁钩的角很尖锐。

咨：铁钩有多重？

访：大约 20 斤吧。

咨：铁钩是什么颜色的？

访：是黑色的。

咨：这个铁钩有味道吗？

访：没有味道。

咨：铁钩摸上去是凉的还是热的？

访：摸上去是温的。

咨：铁钩表面是粗糙的还是光滑的？

访：比较光滑。

咨：表面发亮吗？还是暗的？

访：不亮，有些发暗。

咨：铁钩上有没有锈？

访：有些斑斑点点的锈，锈是红色的。

　　移空技术针对的症状是来访者的负性主观感受，通过把症状即负性感受想象为具体事物即象征物，再用存想的方式变革症状的象征物从而达到缓解或消除症状的目的。所以首先要把来访者要解决的问题落实到具体的心身症状上，将心身症状存想为象征物，这是进入治疗阶段的首要环节。存想可以理解为深度想象，是将构建之初处于表象水平的象征物，进行深度地想象，达到物象水平，也就是从抽象思维进入到具象思维。物象是具象思维的核心，存想唤起的就是物象。具象思维理论认为，物象是心物的结合体，物象是心物变化活动的重合与统一，这也适用于心身关系。从移空技术的角度，心理和生理之间没有绝对的界限，心身是一体的，二者相互融合、相互作用。此例中来访者心理上的负性情绪必然也同时作用于生理。移空技术较常用的思路是引导来访者将靶症状躯体化，而后询问躯体化症状的具体部位，再引导出相应的象征物。此例中来访者表达的身体症状是胸口像被什么东西勾住了，经治疗师的提问诱导出了铁钩这一意象，这时的铁钩意象还只是表象，处于形象思维阶段，是单纯的心理活动。下面还要进一步把铁钩的物象诱导出来，即不仅是想起了曾经见过的铁钩，脑海里有一个铁钩的画面，还要当下确实感觉到铁钩的真实存在。从铁钩的表象到铁钩的物象，就是从形象思维进入具象思维的过程。如何进行引导呢？构建象征物是一个治疗师与来访者的互动过程，并不是由来访者单独完成的，需要治疗师通过提问的方式调动来访者的具象思维，带领来访者完成构建象征物的过程。具象思维根据物象的类型可分为三类：感觉思维、情绪思维、动作思维，其中感觉思维是最基本的[1]。感觉思维又可以进一步划分出视觉思维、听觉思维、嗅觉思维、触觉思维等，构建象征物主要是调动了来访者的感觉思维。现在象征物铁钩的表象有了，治疗师进一步进行有目的的提问，比如询问铁钩的形状、大小和颜色是调动了视觉的感官体验，询问铁钩表面是凉的还是热的、是粗糙的还是平滑的是调动了触觉的感官体验，询问铁钩闻上去有没有味道是调动了嗅觉的感官体验，等等，通过多种感觉通道的反复诱导性提问，让相应的各种感觉逐步呈现，目的是为了引导来访者将处于表象水平的铁钩达到物象水平，让象征物铁钩越来越生动，越来越鲜活。除此之外，还要对铁钩进行细节性的提问，如铁钩上面是否有锈，铁钩的角是否尖锐等，使铁钩的形象更加具体和清晰。完成了这些步骤，铁钩已经变得栩栩如生，呈现在来访者和治疗师的眼前，这时就完成了象征物的构建。这个过程体现了高级具象思维操作的两大步骤之一构建物象。

有了象征物铁钩，还需要构建与之匹配的承载物，接下来引导出的承载物是一个木箱，具体过程略。

有了靶症状的象征物和承载物，即完成了移空技术的静态作业部分，下面要开始移空技术的动态作业部分。

2.3 高级具象思维操作的运演物象：检查、清洁象征物和承载物

检查、清洁象征物过程摘录——

咨：现在请你把铁钩清理一下。

访：铁钩还在我的身体里呢。

咨：那你想办法把铁钩从身体里取出来，可以借助一些工具之类的。

访：我想用个手术刀。

咨：可以的。

访：先用手术刀顺着弯钩的位置，拉开一个口子。

咨：好的。

访：我从钩子的尾部开始，一边撬一边拿，这

样一点点地把它取出来。

咨：很好，慢慢来。

访：已经全部拿出来了。

咨：好的。铁钩上有没有残留杂质？要不要再清理一下？

访：铁钩上沾着一些血水，我想用水冲一下。

咨：好的，把每个地方都要冲到。

访：我用水把铁钩都冲了一遍，翻过来也冲了，然后用抹布擦干净了。

咨：看看铁钩上还有锈吗？需要处理一下吗？

访：我用砂纸打磨一下吧。

前面象征物的构建已经完成，现在要把已经建立起来的铁钩物象做一下检查和清理，把那些不属于铁钩自身的其他杂质全部除去，让铁钩变得干净、没有杂质，只留下铁钩物象本身。这些操作是对已经建立起来的物象开始变革和加工，是具象思维操作的两大步骤之二运演物象。运演物象主要包括两个方面：一是物象的时空运演，二是物象的属性运演。清理铁钩的过程主要体现的是时空运演，把铁钩从身体里取出，是改变了铁钩物象的方位；把铁钩翻过来是旋转了物象的角度；用手术刀取铁钩、用水冲铁钩、用砂纸打磨铁钩等是对铁钩物象做各种运动，这些都属于物象的空间运演。来访者一直延续对铁钩的感知觉属于物象的时间运演。运演物象的要点是意识主观变革物象，是来访者的主动干预。构建物象对应的是静态作业，铁钩物象是静止不动的，动态作业已经在变革铁钩物象，有对铁钩的具体操作行为，正是因为这个原因，构建象征物和承载物虽然也有治疗意义，但移空技术的治疗作用主要体现在运演物象对应的动态作业上。清理承载物同上，具体过程略。

2.4 高级具象思维操作的运演物象：移动置放了象征物的承载物

移动置放了象征物的承载物过程摘录——

咨：现在你眼前是一个放置了铁钩的木箱，看清楚了吗？

访：看清楚了。

咨：现在请你把木箱往你的正前方移动到 1 米的地方。到了吗？

访：到了。

答：好。继续移动到3米，1米，眼前。到了吗？

访：到了。

答：你感觉有变化吗？箱子有变化吗？

访：都没有。

答：好，继续移动，5米，20，50，15，80，200，到了吗？看得清楚吗？

访：到了，看得清楚。

答：有没有一个适当的距离？你觉得箱子放在那里很舒服，不愿意再移动了。

访：没有，想把箱子移得更远。

答：好，现在是200米，你觉得箱子移到多远就剩下一个小黑点了，再远就看不见。这个距离大概是多少米？

访：300米。

答：好。继续移动，80，150，300，到了吗？

访：到了，现在箱子是一个小黑点了。

答：好，最远距离是300米。我们继续移动，800米。

访：箱子看不见了。

答：看不见，但你感觉这个箱子还在不在呢？

访：感觉箱子也不在了。

咨：现在你看不见箱子，也感觉不到箱子的存在，你现在的心身感觉是怎样的？

访：我现在觉得很轻松，心情也比较平静了。

移动的过程用到的也是高层次具象思维操作的运演物象，包括了运演物象的两个方面，物象的时空运演和物象的属性运演。装载了象征物铁钩的承载物木箱从眼前移至 1 米，从 1 米移至 3 米，前后反复移动，最后移至木箱看不见，这些都属于物象的空间运演，主要使物象动起来，做前后移动。要注意的是，移动的时候，物体的意象还要保持清晰，不能有改变。移动置放了象征物的承载物至空境后，需要询问来访者是否要移回它们，如果需要移回，对移回至眼前的象征物和承载物要仔细察看有无变化，最常见的变化是承载物变小变旧了，这是对物象的量的属性做了运演，象征物常常也会发生变化，比如铁钩变成木钩，这是运演了物象的质的属性，这两种属于物象的属性运演。移动安置了象征物的承载物是移空技术的核心治疗步骤，这一步骤充分运用了高级具象思维操作中对于物象的运演。

移空技术中当来访者看不见移动的物体也感觉不到物体的存在时即视为到达了心理空境。到达空境后，所有的感知觉都消失了，不论之前何种感知觉，都运演成了无感知觉，因此心理空境是心身无感知觉，这也属于物象的属性运演，仍然是具象思维，所以把空境视为具象思维的特殊形式。心理空境是没有问题的地方，也是移空技术的最终落点[3]。

2.5 高级具象思维操作的判别物象如何运用于移空技术中

以上举例说明了移空技术的静态作业和动态作业分别如何运用高级具象思维的两大步骤构建物象和运演物象，而贯穿这两大步骤始终的是高级具象思维的判别物象，下面说明判别物象是如何贯穿在移空技术的动态作业和静态作业中，仍用上述例子说明。

判别物象的作用是对构建物象和运演物象的发生和发展过程实现监督控制，保证物象的正确构建和运演，使移空技术的整个进程按照预期的目的和方向进行。上例中构建铁钩物象的操作，一开始意识即需要判别所构建的物象对应的具体事物是什么。因为移空技术是采用象征的方法处理问题，先要将靶症状落实为象征物。要判别嵌在身体里的东西是个钩子还是刀片或其他的物体，钩子的材质是铁的还是钢的或木头的，等等，即在构建主观的铁钩物象之前，头脑中会想象一个铁钩的表象作为构建铁钩物象的依据，这时用到的是形象思维；运演铁钩物象的操作在移动过程中物体移至1米、20米等，这个距离多少是数字概念，这时用到的是抽象思维；移动过程中物体变大了还是变小了，物体是清晰了还是模糊了等，是对物象的判别和比较，其中用到的也是抽象思维。因此在构建和运演象征物与承载物的过程中，是抽象思维和形象思维在把握着具象思维操作的标准，起着判别作用，其中以抽象思维的作用更为显著。另外，治疗师与来访者一问一答中是与非、肯定与否定的逻辑判断也离不开抽象思维，但需要说明的是这些过程中抽象思维和形象思维也仅仅是起着监督控制的作用，起到判别物象的作用，处于次要的地位，把握移空技术整个进程包括方向、进度等的主要还是具象思维，抽象思维和形象思维够用即可，要防止过分发展，所以可以说这三种思维形式并存的情形贯穿于移空技术操作的全过程，但始终以具象思维为主，并且高级具象思维的应用水平对移空技术的疗效起着主要的作用。

3. 总结

移空技术共十个操作步骤，分静态作业和动态作业两个部分[4]，静态作业的任务是构建靶症状的象征物和承载物，提出和确定要处理的问题，动态作业是静态作业的深化、变革，通过对象征物和承载物进行清洁和移动，达到处理和解决问题的目的。静态作业主要运用了高级具象思维操作的构建物象，动态作业主要运用了高级具象思维操作的运演物象。运演物象操作主要包括对物象的时空运演和对物象的属性运演两个方面，这两个方面在动态作业中都有充分的体现。贯穿静态作业和动态作业的是高级具象思维操作的判别物象。所以移空技术是将具象思维引入了心理治疗，尤其是高级具象思维形式的运用，通过治疗师一系列引导性的操作，使来访者对象征物和承载物的认知逐渐从概念、表象等只是单纯的心理活动深入到感知觉，形成物象的心身活动，这个过程也使思维形式从抽象思维、形象思维深入到具象思维，达到强化治疗功效的目的。所以移空技术作为一项心身治疗技术，是从心理角度入手的，正因为具象思维是心身一体的思维形式，包含了心理、生理两个层面，所以移空技术不仅对心理问题有效，对生理问题也有效[4]。

移空技术中高级具象思维的运用，更强调了思维的主动性、目的性，由来访者主动形成的具象思维能够更为积极和自由地驾驭物象，所以移空技术要求所有的操作都由来访者本人完成，治疗师可以引导但不能帮来访者做，这也是移空技术疗效的思路和关键。

参考文献

［1］刘天君. 禅定中的思维操作——剖析佛家气功修炼的心理过程［M］. 北京：人民体育出版社，1994.

［2］刘天君. 移空技术操作手册：一项本土化心身治疗技术［M］. 北京：中国中医药出版社，2019.

［3］刘天君. 当心理咨询遇见传统文化［M］. 北京：中华书局，2019.

［4］刘天君. 移空技术操作过程简述［J］. 心理学进展，2015，5（11）：702–708.

无象思维在移空技术中的运用

周文[1]　刘天君[2]

1．移空技术研究院心理咨询中心，南京；

2．北京中医药大学，北京

摘要：无象思维是意识主动的、有目的的凭借于其自身活动状态的映象资料而进行的操作活动。无象思维最大的特点是不构建和运演意识之外的事物信息映象。移空技术的核心操作内容之一入静指到达心理空境，到达心理空境即进入了无象思维。心理空境是没有问题的心理时空。本文举例说明了无象思维在移空技术中的运用。

关键词：移空技术；入静；无象思维；空境

1.无象思维及其相关概念

1.1 什么是思维

思维是意识主动的、有目的的、凭借主观映象资料而进行的操作活动。思维有三个属性：一是主动性，一是目的性，一是意象性。思维是一个主动的过程。其次，思维活动必须有其目的性。意象即意识映象，指意识中构建事物信息的形式，本文以主观映象一词取代意识映象[1]。

1.2 思维的形式

《禅定中的思维操作》一书中将思维划分为五种形式：抽象思维、形象思维、具象思维、无象思维、零点思维。

根据思维活动中所凭借的映象资料的不同类别，思维一般划分为三种形式，即抽象思维、形象思维和具象思维，它们所凭借的映象资料分别是概念、表象和物象。概念是以词语为标志的，抽象思维通常是与语言文字紧紧地联系在一起的。形象思维所凭借的映象资料是表象，表象是对事物的直观感知映象的回忆以及在回忆基础上的加工，具有形象化的特征。通常形象思维在文学艺术的创作中较为多用，例如画家在绘画之前可能"看到"他尚未画出的图画，音乐家在谱曲的时候可以"听到"他正在谱写的旋律，当你思念亲人的时候，脑海中浮现出他的形象。具象思维是对其意识中的物象资料进行有目的加工的操作活动。物象指对事物的直观感知映象，即感知觉本身。如移空技术中存想象征物和承载物的操作，咨询师通过有目的、有针对性的询问，引导来访者对象征物和承载物的物象形态和不

同感官的感知觉逐步呈现，最终达到栩栩如生的程度，如同真的呈现在眼前，这个过程用到的就是具象思维。

无象思维是意识主动的、有目的的凭借于其自身活动状态的映象资料而进行的操作活动。无象思维与抽象思维、形象思维和具象思维的一个根本不同点是，无象思维不构建和运演意识之外的事物信息映象。从无象思维来看，抽象思维、形象思维、具象思维所凭借的映象资料概念、表象和物象都是意识之外的事物信息映象。[1]

零点思维即中止任何形式的思维操作，思维操作中止，即意识不再构建任何种类的事物信息映象。思维停止不等于没有意识。在零点思维中，思维操作停止，意识更加清净明澈，思维活动是意识活动的一种形式，但不是唯一形式；思维活动停止后，意识仍然存在。零点思维的境界不是空洞和呆滞，而是生机勃勃，孕育着无限生命力的境界。[1]零点思维一般人难以达到，本文对这部分不展开讨论。

无象思维与抽象思维、形象思维、具象思维一样，也是一种独立的思维形式，但一般说来，这种思维形式在日常生活中不常应用，因此，人们不容易意识到它的存在，心理学和思维科学对它进行研究也比较困难。

1.3 思维形式的分类

从思维形式分类的角度考虑，以思维中映象资料是反映其外的事物活动还是反映其自身的活动，以及它们在日常意识层次中的呈现与否（或呈现的清晰与否），思维形式可以分为有象和无象两类。

有象思维反映和操作意识之外事物，其映象资料在日常意识层次中鲜明清晰；无象思维反映和操作意识自身的活动状态，其映象资料在日常意识层次中或不呈现，或细微模糊呈现。据此标准，抽象思维、形象思维和具象思维属于有象思维，无象思维、零点思维属于无象思维。[1]

1.4 无象思维的操作内容

无象思维有两个基本特征：第一，无象思维的映象资料十分细微和模糊；第二，无象思维的映象资料只能是具象的，不能有任何抽象性质。日常的映象资料有抽象的、形象的和具象的，性质各有不同，但在鲜明清晰这一点上，它们是一致的。由于意识之外的各种事物大都是客观实在的物质活动，感官可以感知其现象，故因其而形成的映象资料可以或直接取自感觉，或从感觉而抽象，而由于感觉的具体生动，所形成的各种映象资料也都是鲜明清晰的。然而，当人们把意识关注的对象从其外转归其自身的时候，由于所反映的事物发生了根本变化，思维意象性的根本变化也就随之发生了。意识并非实在的物质，它的存在和活动是感官所无法感知的，故构建意识自身的映象资料不能像构建意识之外事物的映象资料那样源于感官的感觉，而只能取自意识对于其自身的直接觉察。[1]

无象思维的操作凭借或映象资料只是意识自身活动的方向、强度和规模等变化的物象，对这种映像资料的操作是意识对其自身活动状态的直接觉察与驾驭，正如具象思维是把握意识之外事物的直接映象一样。无象思维只构建和运演意识自身活动状态的信息映象。

2. 无象思维在移空技术中的运用

2.1 无象思维与移空技术

移空技术是由刘天君教授原创的一项本土化心身治疗技术。移空技术以中国古代修炼技术中的存想和入静技术为核心操作内容[2]，其中存想主要运用的是具象思维，入静主要运用的是无象思维。入静指思维活动停止后的意识空白状态[2]，入静指到达心理空境，这时进入了无象思维，无象思维最主要的特征是不构建和运演意识之外的事物信息映象。

移空的"空"即取自心理空境的"空"。移空技术所达到的心理空境与传统修炼意义所达到的空无境界并不相同，还相距甚远，可以理解为传统修炼的空无境界的初浅阶段，但用于心理咨询（治疗）已经足够用。移空技术所达到的心理空境并不解决问题，而是提供了没有问题的心理时空，相对于问题的"有"而言，是个质变，是个根本性的转折。

移空技术的"移空"二字有"移动至空"和"移动致空"双重含义。移动至空是移动到空无所有之境，"至"是介词，表明空是移动的目的。移动致空是移动导致心理空境的形成，"致"是动词，表明移动是心理空境的成因。[2]移空技术是通过逐渐远移象征物、承载物的方法，帮助来访者到达心理空境。对很多来访者来说，到达心理空境是个新的体验。

2.2 无象思维在移空技术中的运用

移动置放了象征物的承载物是移空技术的核心

治疗步骤，移动分为初始移动、可见移动、超距移动三个阶段，三个阶段的操作先后进行。其中超距移动的主要目标就是把来访者带到心理空境，进入无象思维。下面举例说明。

来访者要处理的靶症状是焦虑引起的胸闷。

移动过程摘录 1：

咨：你把盒子放在一个距离，你看这个盒子是个小点，再远就看不到了，你觉得这个距离大约是多少？

访：大约 100 米吧。

咨：好的，现在在 60 米，移到 80 米。

访：到了。

咨：90 米。

访：越来越小了。

咨：100 米。

访：到了。

咨：现在是个小点吗？

访：是个小黑点。

咨：105 米。

访：是个模糊的小黑点。

咨：120 米。

访：到了。

咨：还看得见它吗？

访：看不见了。

可见移动过程中咨询师要与来访者确定最远距离，最远距离是来访者能够看到移动物的最远点，这时移动物是个小点，超过这个距离移动物就消失了。最远距离是可见移动到超距移动的转折点，也是具象思维到无象思维的转折。

上例中，最远距离为100米，此时移动物是个小黑点。超越这个距离，即进入了超距移动。超距移动中要问来访者三个问题，第一个问题：还看得见移动物吗？上例中移到120米时，来访者看不见移动物了，视为开始进入心理空境。我们知道在这之前象征物、承载物的构建以及初始移动、可见移动等主要运用的是具象思维，具象思维中来访者要保持对移动物的各种鲜明、具体的感知觉，进入超距移动后，要让这些感知觉逐渐淡化乃至消失，不论之前何种感知觉，都要运演成无感知觉，即开始向无象思维转折。具象思维中感觉思维是基础与核心，感觉思维又包括视觉思维、听觉思维、触觉思维等，当来访者看不见移动物，意味着感觉思维中视觉思维的消失，这时来访者意识中已没有物体运动的意象，这时可以视为初步进入了无象思维。

移动过程摘录2：

咨：看不见它了，你感觉它还在吗？

访：感觉它还在。

咨：好的，继续，400米。

访：感觉它变轻了，像纱一样。

咨：继续，600。感觉它还在吗？

访：感觉它还在，但是越来越薄的细纱那种。

咨：好的，继续。1000。

访：还在，但是越来越薄了，越来越薄了。

咨：好的，你感觉很细致。继续，1500。

访：越来越小，越来越薄。

咨：2000，到了吗？

访：到了，太薄了，好像要被风吹散了。

咨：继续，3000。

访：飘光了，淡掉了。

咨：5000。

访：越来越薄，它就要散掉了。

咨：继续再移一下，8000。

访：散开了，飘散了。

咨：1万。

访：到了。

咨：还有吗？

访：还有一点点，很轻很薄的一点点。

咨：好，7000。

访：到了。

咨：8000。

访：没有了，完全散开了。

当来访者述看不见移动物了，还要询问来访者第二个问题：看不见了，你感觉它还在吗？如果来访者还能感觉得到移动物，就继续加大距离向远处移动，一直移到来访者感觉不到移动物的存在。当来访者看不见移动物，也感觉不到它的存在了，意味着不仅从感觉思维中的视觉思维退出，也已基本退出感觉思维，这是继续向无象思维迈进，到达更深一层的心理空境。

移动过程摘录3：

咨：你看不见了，感觉它也不在了，心里还有这件事吗？

访：心里轻松多了，好像也没有胸闷的感觉了。

咨：1万。

访：大致没有了，还有一点点。

咨：1万5。

访：到了。

咨：心里还有吗？

访：还有一点点儿。

咨：2万。

访：到了。

咨：心里还有吗？

访：没有了，彻底没有了。

咨：还希望它回来吗？

访：不希望。

当来访者述看不见，也感觉不到移动物了，还要问来访者第三个问题：心里还有这件事吗？如果心里还有，就继续向远处移动，一直移动到来访者心里没有这件事了。我们知道象征物代表的是靶症状，靶症状是生活事件带来的负性感受，当将置放象征物的承载物移动至完全消失还不够，还要进一步确定来访者心里对引起靶症状的生活事件也无挂碍，才说明来访者对问题已经彻底放下。这时意味着来访者已从表达"生活事件→靶症状→象征物"的感觉思维中完全退出，通常来访者会表示问题跟自己没什么关系了。这是更进一步的无象思维，此时也到达了移空技术的最终落点。

超距移动中的三个问题代表到达移空技术空境的三个由浅入深的层次，也代表进入无象思维的不同程度。

咨：现在什么感觉？

访：现在没有什么感觉了，就觉得很放松、很平静、心里空空的。

咨：就在这个放松的、平静的、空空的状态中待一会儿，并记住这个感觉，能待多久就待多久，不想待了就睁开眼睛。

心理空境是没有问题的地方，有明显的心理治疗作用，且是远期疗效的作用机制。通常让来访者在此状态中停留，体会放松、平静、无念。

3. 总结

移空技术具有鲜明的中国传统文化特征，移空技术秉承与发扬传统中医治神为先的学术思想，以中国古代修炼技术中的存想与入静技术为核心操作内容，由治疗师指导来访者针对靶症状进行深度想象，将心身症状的象征性物移动至心理空境。经移动至空和移动致空，象征物与承载物会呈现出多种多样的变化，变化的总趋势是趋于淡化与消亡。由于象征物和承载物是症状及承受症状能力的表征，它们的变化与症状的缓解或消失同步。[2]

将置放了象征物的承载物进行超距移动，来访者对意识之外的事物——移动物的感知觉逐渐减弱、直至消失，来访者意识中不再构建和运演意识之外的事物——移动物，这个过程体现了从具象思维到无象思维的转变，进入无象思维的同时即到达移空技术的心理空境，虽然距真正意义上的无象思维尚有距离，但可以视为无象思维的初级阶段。

移空技术将具象思维和无象思维引入心理治疗，如果说引入具象思维是在技术手段上对心理治疗有所补充，引入无象思维则是在治疗目的上对心理治疗有所拓展，[2]这不仅使得心理治疗的干预力量极大地加强，尤其心理空境的落点拓展了心理咨询（治疗）的深度和高度，打开了心理咨询（治疗）领域新的范畴。无象思维的心理空境并不解决问题，而是提供了没有问题的心理时空。问题是解决不完的，只有到达没有问题的地方，才是真正心安之处。

参考文献

[1] 刘天君. 禅定中的思维操作——剖析佛家气功修炼的心理过程 [M]. 北京：人民体育出版社，1994.

[2] 刘天君. 移空技术操作手册：一项本土化心身治疗技术 [M]. 北京：中国中医药出版社，2019.

[3] 刘天君. 当心理咨询遇见传统文化 [M]. 北京：中华书局，2019.

[4] 刘天君. 移空技术操作过程简述 [J]. 心理学进展，2015，5（11）：702-708.

[5] 周文，刘天君. 具象思维在移空技术中的运用 [J]. 心理咨询理论与实践，2020，2（4）：181-191.

[6] 魏玉龙，夏宇欣，吴晓云，等. 具象思维与具身心智：东西方认知科学的相遇 [J]. 北京中医药大学学报，2013（36）

POSTSCRIPT 后记

　　《移空技术操作手册》初稿完成后，想到的第一件事就是衷心感谢为本书的问世做出贡献的各位友人。

　　感谢我的心理学启蒙老师之一Bernhard先生，他在百忙之中抽空写了海外传播一章，以其开阔的视野和翔实的内容展示了西方文化视角中的移空技术，以及融入了西方心理学元素的临床应用。这不仅增加了本书的学术价值与可读性，也为东西方文化交流与融会贯通做出了示范。

　　感谢为本书提供临床案例的尚昱、陈益、周文、梁翀、卢静等各位治疗师。如果没有这些生动的案例，移空技术的临床应用得不到完整和准确地体现，阅读也会枯燥乏味。

　　感谢中国中医药出版社的张伏震编辑，她专业、敬业，对本书的表达方式、体例、版式和装帧提出了许多中肯的意见与建议。

另需要说明的是，第三章案例的表述，尤其是对话案例，均按录音整理，口语色彩较浓，这未必符合书面行文的规范。权衡之下，觉得保持原汁原味更有利于读者体会移空技术的实际应用情境，故未做文字修饰。同样，第五章Bernhard先生的译文也尽量保持了原汁原味，以体现他的视角与思路，故这一章的体例与前四章有所不同。

还有两件有趣的事：由于本版书名的副标题做了修改，将"本土化"改为了"传统文化"，因此需要重新申请书号，所以这本实际上是第二版的书就成为了一本新书。此外，这本新书还换了装，平装改为精装，显得又"高大上"了些。其实前一版就想做精装，但当时印刷厂没有适合的硬纸板，而这次有了。这些都算是锦上添花的好事吧。

一本书如同一个人，有自己的风格与使命。这是一本薄薄的实用手册，希望简洁清晰，针对性强，便于查阅。如能做到这些，这本手册也就适得其所了。

刘天君

2022年2月于北戴河